JN028906

付録1 オピオイド鎮痛薬の処方例

〈内服薬・貼付薬の初回処方例〉

1）基本の初回処方（①②いずれかを選択）

①	ベース	ナルサス®錠2 mg 1回1～2錠　1日1回　夕食後
	レスキュー	ナルラピド®錠1 mg 1回1錠　疼痛時　1時間以上あけて反復可
②	ベース	オキシコンチン®錠5 mg 1回1錠　1日2回　12時間ごと
	レスキュー	オキノーム®散2.5 mg 1回1包　疼痛時　1時間以上あけて反復可

2）咳嗽や呼吸困難を伴う場合

ベース	モルペス®細粒10 mg 1回1包　1日2回　12時間ごと
レスキュー	オプソ®内服液5 mg 1回1包　疼痛時　1時間以上あけて反復可

3）便秘や悪心の副作用を極力抑えたい場合

ベース	タペンタ®錠25 mg 1回1錠　1日2回　12時間ごと
レスキュー	①のナルラピド®錠 または ②のオキノーム®散 を選択

4）消化管閉塞で内服困難な場合

ベース	フェントス®テープ0.5 mg 1回1枚　1日1回貼付
レスキュー	イーフェン®バッカル錠50μg 1回1錠　4時間以上あけて1日4回まで

〈持続皮下注の処方・指示例〉

A）1%オキシコドン注2倍希釈（5 mg/mL）

1%オキシコドン注50 mg/5 mL 1A＋生食5 mL（計10 mL）
▶0.1 mL/時（0.5 mg/時＝12 mg/日）で持続皮下注
疼痛時 1時間量早送り　15分あけて反復可
①鎮痛不十分　②呼吸回数10回/分以上　③意識清明　の3つを満たす場合
⇒0.05 mL/時ずつ流量アップ（流量アップの間隔は8時間以上あける） 　⇒0.4 mL/時まで増加したら，B）の指示に変更

B）1%オキシコドン注原液（10 mg/mL）

1%オキシコドン注50 mg/5 mL 2A（計10 mL）
▶0.2 mL/時（2 mg/時＝48 mg/日）で持続皮下注
疼痛時 1時間量早送り　15分あけて反復可
①鎮痛不十分　②呼吸回数10回/分以上　③意識清明　の3つを満たす場合
⇒0.05 mL/時ずつ流量アップ（流量アップの間隔は8時間以上あける） 　⇒上限1.0 mL/時

・1%オキシコドン注を，1%塩酸モルヒネ注に置き換えてもOK
・内服薬や貼付薬から切り替える際は等力価換算を行って，開始流量を変更する（付録2参照）

C）フェンタニル注原液（50μg/mL）

フェンタニル注100μg/2 mL 5A（計10 mL）
▶0.1 mL/時（5μg/時＝120μg/日）で持続皮下注
疼痛時 1時間量早送り　15分あけて反復可
①鎮痛不十分　②呼吸回数10回/分以上　③意識清明　の3つを満たす場合
⇒0.1 mL/時ずつ流量アップ可（間隔は8時間以上あける） 　⇒上限1.0 mL/時

〈持続静注の処方・指示例〉

D）フェンタニル注5倍希釈（10μg/mL）

フェンタニル注100μg/2 mL 5A＋生食40 mL（計50 mL）
▶1.0 mL/時（10μg/時＝240μg/日）で持続静注
疼痛時 1時間量早送り　15分あけて反復可
①鎮痛不十分　②呼吸回数10回/分以上　③意識清明　の3つを満たす場合
⇒0.5 mL/時ずつ流量アップ（流量アップの間隔は4時間以上あける） 　⇒上限5.0 mL/時

〈オピオイド変更を検討するポイント〉

条件1 オピオイドを増量していっても痛みが変わらない
条件2 傾眠などの副作用が強く，QOL が阻害されている
条件3 投与経路を変更する必要がある

・条件1〜3のいずれかに該当する
　⇒オピオイドの変更（オピオイドスイッチング）を検討
・条件1，2の場合は，等力価より少なめ（50〜80%程度）に変更する
・他の薬からモルヒネに切り替える場合も，50〜80%程度で開始

〈オピオイド等力価換算表〉

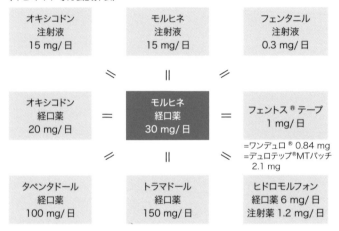

オキシコドン 注射液 15 mg/日		モルヒネ 注射液 15 mg/日		フェンタニル 注射液 0.3 mg/日
≧		‖		≧
オキシコドン 経口薬 20 mg/日	=	モルヒネ 経口薬 30 mg/日	=	フェントス®テープ 1 mg/日 =ワンデュロ® 0.84 mg =デュロテップ®MTパッチ 2.1 mg
≧		‖		≧
タペンタドール 経口薬 100 mg/日		トラマドール 経口薬 150 mg/日		ヒドロモルフォン 経口薬 6 mg/日 注射薬 1.2 mg/日

〈オピオイド変更のタイミング〉

①使用中の薬	②変更する薬	変更のタイミング
徐放性内服薬 （1日1回内服） ・ワントラム® ・ナルサス®	徐放性内服薬 （1日2回）	最終の①内服から24時間後に②を内服
	貼付薬	最終の①内服から12時間後に②を貼付
	注射薬	最終の①内服から6〜24時間後に②を開始
徐放性内服薬 （1日2回） ・モルペス® ・オキシコンチン® ・タペンタ®	徐放性内服薬 （1日1回）	最終の①内服から12時間後に②を内服
	貼付薬	最終の①内服と同時に②を貼付
	注射薬	最終の①内服から6〜12時間後に②を開始
貼付薬 ・フェントス®テープ	徐放性内服薬	①を剝がして6〜12時間後に②を内服
	注射薬	①を剝がして4〜6時間後に②を開始
注射薬（持続静注/皮下注） ・モルヒネ注 ・オキシコドン注 ・ナルベイン®注 ・フェンタニル注	徐放性内服薬	①の投与終了と同時に②を内服
	貼付薬	②を貼って6〜12時間後に①を投与終了
	注射薬	①の投与終了と同時に②を投与開始

緩和ケア
即戦力ノート

あなたにもできる、やさしい緩和ケア

著 ｜ 鳥崎哲平

南江堂

はじめに

　「一人でも多くの病気で苦しむ人々に，緩和ケアを提供したい」という願いは，緩和ケアに従事する医療者共通のものだと思います．そのため，早期からの緩和ケア，がん以外の疾患に対する緩和ケア，救急・集中治療領域での緩和ケアなど，緩和ケアという概念は近年様々な形での広がりを見せています．

　しかし，そういった広がり続ける緩和ケアのニーズを満たせるほど「緩和ケアの専門家」と呼べる医療者は多いわけではない，というのが紛れもない現状です．疾患や病期，住む場所などに左右されず，苦痛を抱えるすべての患者さんが十分な緩和ケアを受けるには，「専門家」でなくても，患者と関わるすべての医療者が自分にできる範囲での緩和ケア（いわゆる基本的緩和ケア）を行っていくしかありません．

　そのため本書は，基本的緩和ケアを担う医療者，つまり「**緩和ケアの専門家ではないけれど，緩和ケアを必要とする患者と関わることがある**」または「**緩和ケアチームや緩和ケア病棟に患者を紹介することがある**」という医療者の皆さんのために書きました．

　日々の業務や専門領域の勉強で忙しく，緩和ケアを学ぶためにまとまった時間を確保できない，という方々にも使いやすいよう，本書は現場で「即戦力」として使える実践的な緩和ケアの知識やコツを，コンパクトに見やすくまとめました．

　また，できるだけ図表を活用して，文章での説明は最小限に抑え，論文等のエビデンスの紹介や詳細な解説はあえて省きました．一方で，読者の皆様に活用していただける内容だと判断した場合は，自分の経験則でしかなくても「TIPS」や「Column」といった形で記載しています．

　そのため単純化しすぎだと感じる方もいるかもしれませんし，主観的だというお叱りもあるかもしれません．ただあくまで本書は教科書でも総説でもなく，「**緩和ケア病棟で働く医師の頭の中をシンプルにまとめたノート**」というコンセプトであるとご理解いただけたら幸いです．

そして本書のもう一つの特徴は，著者が運営する『**緩和ケア オンライン ポータル**（Palliative Care Online Portal：PCOP）』というWebサイトでも本書の内容を確認できるという点です（詳しくはp.viii参照）．目次や各章の扉に記載されている二次元コードをスマホ等で読み込めば同じテーマのスライドを参照できますので，本書が手元になくても，外来で，病棟で，在宅で，業務の合間に必要な内容を確認することができます．

　この一冊だけで緩和ケアの奥深さのすべてをお伝えすることはとてもできませんが，読者の皆さんが緩和ケアを必要とする患者さんと出会ったときに役立つ「**便利なカンペ**」を作りたくて，この本を書き上げました．良ければ是非手元に置いて，繰り返し読んで活用していただけたら嬉しいです．

2023年10月

鳥崎哲平

目　次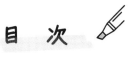

※二次元コードを読み取ると，連携 Web サイト（緩和ケア オンラインポータル：PCOP，https://sites.google.com/view/p-c-onlineportal/）の各該当ページにアクセスできます．

4章　症状緩和

A　痛み

B　呼吸器症状

C　消化器症状

D　その他の身体症状

付録1 オピオイド鎮痛薬の処方例／付録2 オピオイド変更の要点まとめ

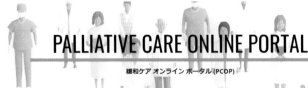

本書は，筆者が2020年に開設したWebサイト『**緩和ケア オンラインポータル (Palliative Care Online Portal; 以下PCOP)**』から生まれた書籍です．

PCOPは緩和ケアのオンライン学習支援サイトで，本書の各章に該当する内容の**スライド**が無料公開されています（※本書の目次/各章扉の二次元コードより，該当ページにアクセス可）．さらに筆者の**講演スライド**や**講演動画**も公開されており（一部は期間限定），知識確認のための**症例問題**や**確認クイズ**も行うことができます．

また，本書に載っているコラムは紙面の都合で重要なポイントをコンパクトにまとめたものになっていますので，フルバージョンを読みたい方は『**note版PCOP**』で読むこともできます．

★緩和ケア オンラインポータル（PCOP）
【https://sites.google.com/view/p-c-onlineportal/】(左)
★ note 版 PCOP
【https://note.com/pcop/】(右)

書籍である本書と，WebサイトであるPCOPにはそれぞれ以下のような長所があると思います．

【書籍（本書）の長所】
・集中して通読しやすく，目的のページをすぐに参照できる．
・メモや書き込みができるので，自分専用のノートにアップグレードできる．

【Webサイト（PCOP）の長所】
・URLをスマホやタブレットなどに登録しておけば，手元に本書がなくてもどこでも知識の確認ができる．
・スライドだけでなく様々なコンテンツを利用できる．
・情報が適宜アップデート・修正される．

以上のようなそれぞれの利点を総合すると，お勧めは「まず本書をメモや書き込みをしながら一通り読んで，実際の臨床場面で気になったことは本書を読み返すか，スマホやタブレットでPCOPにアクセスして確認する」という使い方かと思います．

ぜひ本書もPCOPもフルに活用して，日々の基本的緩和ケアにお役立てください．

注：本書に掲載されている二次元コードは，出版時点での情報を基に生成しています．各URLについては，リンク先のページの削除，改修，変更等により，接続できなくなる場合がございます．あらかじめご了承ください．

1章　緩和ケア総論

連携 web サイトは
こちらから

1. 早期からの緩和ケア

緩和ケアの定義と位置付け

1. 2002年のWHOによる「緩和ケア」の定義（※一部省略して和訳）

POINT 緩和ケアとは，生命を脅かす病気によって起こる様々な問題に直面した患者や家族のQOLを向上させるアプローチである[1].

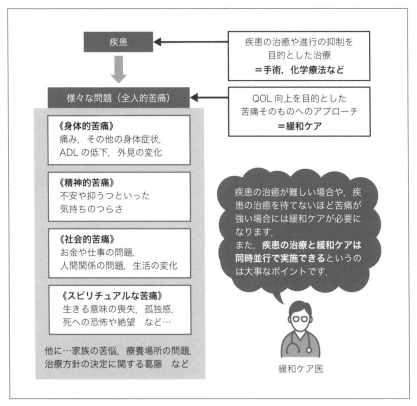

図1 緩和ケアの位置付け

1) World Health Organization HP "Palliative care"〔https://www.who.int/news-room/fact-sheets/detail/palliative-care（2023年9月8日閲覧）〕

現在の緩和ケアは過去のものと違う？

[:ᐳ (POINT) 「緩和ケア＝終末期ケア」というのは過去のイメージ！]

• 緩和ケア（ホスピスケア）の考え方が生まれたばかりの頃は，緩和ケア≒終末期ケアだったが，現在の概念は下図のように大きく変わっている．

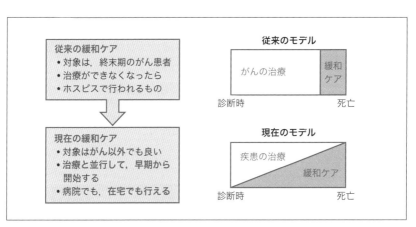

図2 ▷ 現在の緩和ケア

• がんや心不全などの"生命を脅かす病気"は，終末期でなくても全人的苦痛を引き起こすので，早期からの緩和ケアが必要になる．
• 図2の緩和ケアの部分をさらに細分化すると，図3のようになる．

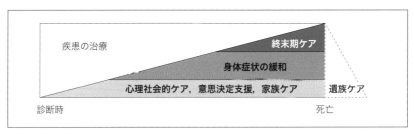

図3 ▷ 病期ごとの緩和ケアの内容

心理社会的ケア・意思決定支援・家族ケアは診断後早期から必要になることが多い．病気が進行すると身体症状の緩和が必要になり，死亡直前期には終末期ケア（ターミナルケア）を行う．患者の死後，遺族ケアが必要になることもある．

2. 基本的緩和ケア

基本的緩和ケアとは何か？

- 緩和ケアの専門家はまだまだ少ないため，病気で苦しむすべての人に緩和ケアを提供するには，緩和ケアの専門家ではない医療者が，各々にできる範囲での緩和ケア（＝基本的緩和ケア）を行う必要がある．
- 例えば，病気による痛みに鎮痛剤を処方するのも，病気に関する悩みに耳を傾けることも，立派な緩和ケア．多くの医療者は気付かないうちに緩和ケアを行っており，緩和ケアは全く特別なものではない．
- できる範囲での緩和ケアに限界を感じたら，緩和ケアの専門家や多職種チームによる専門的緩和ケアの力を借りると良い．

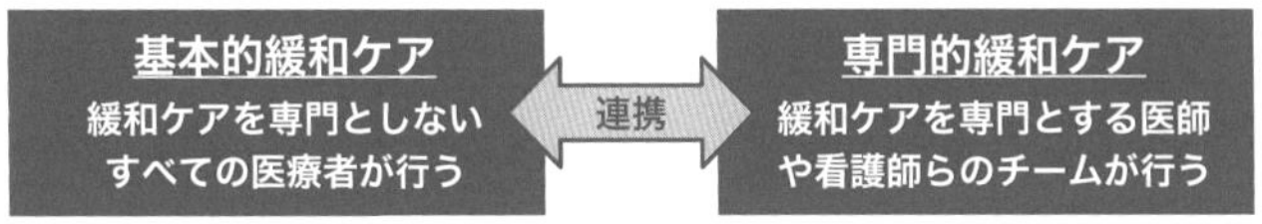

基本的緩和ケア		専門的緩和ケア
緩和ケアを専門としない すべての医療者が行う	連携	緩和ケアを専門とする医師 や看護師らのチームが行う

⇒緩和ケアの専門家でなくても，患者や家族と接する
すべての医療者は，基本的緩和ケアの担い手！

図1 基本的緩和ケアと専門的緩和ケア

Column 緩和ケアに関する資格って必要？

緩和ケアを行うために資格は必要ありませんが，緩和ケアのプロを目指したい人は，以下のような資格取得を目指してはいかがでしょうか．
- 医師：日本緩和医療学会認定医，日本緩和医療学会専門医
- 看護師：緩和ケア認定看護師，がん看護専門看護師 など
- 薬剤師：緩和薬物療法認定薬剤師，緩和医療専門薬剤師

これらの資格は，緩和ケア診療加算やがん患者指導管理料などの診療報酬の要件となっていることがあります．
［参考Webコラム：https://note.com/pcop/n/na95b58a54ace（2023年9月8日閲覧）］

基本的緩和ケアって，いつ・何をすればいいの？

- 基本的緩和ケアとしてやるべきことは以下の4つ．

1. 症状緩和

- 原因疾患の治療と対症療法を適切に組み合わせつつ，苦痛を和らげる．
- いつ行う？：患者が苦痛を訴えるか，客観的に苦痛がみられるとき
  アセスメントツールで苦痛があるとわかったとき

　　　　　　　　▶アセスメントツールについては，2章-1（p.16）参照

⇒4章「症状緩和」，5章「終末期ケア」で解説！

2. 全人的ケア

- 社会的苦痛やスピリチュアルな苦痛には多職種で取り組むことが重要．
- いつ行う？：病名告知など，難しいコミュニケーションが必要なとき
  病気による症状以外の問題がありそうなとき

⇒2章「全人的ケア」で解説！

3. 意思決定支援

- 先を見据えて話し合い，治療の目標（goal of care）を共有する．
- いつ行う？：予後が悪い可能性があるとわかったとき
  悩ましい意思決定を行わなければならないとき

⇒3章「意思決定支援」で解説！

4. 専門的緩和ケアとの連携

- 適切なタイミング，適切な方法で専門的緩和ケアにつなぐ．
- いつ行う？：上記1.〜3.について，支援が必要と感じたとき

⇒1章「緩和ケア総論」（特にp.6〜11）で解説！

これらが実践できれば，
基本的緩和ケアとしてはバッチリ！

3. 専門的緩和ケア

専門的緩和ケアの概要

- 以下の1.〜4.のように，疾患の治療にあたるスタッフ以外が関わって緩和ケアを行うことを**専門的緩和ケア**と呼ぶ．適切なタイミングで適切な専門的緩和ケアを依頼できるよう，それぞれの概要だけでも知っておこう．

1. 緩和ケアチーム

- 栄養サポートチーム（NST）や感染制御チーム（ICT）と同じように，緩和ケアに関して主治医や病棟スタッフらを支援する多職種チーム．
- がん診療連携拠点病院には，設置が義務付けられている．
- チームの介入方法は大別すると2種類．施設の事情や症例に応じて検討．
  - 直接的介入：チームメンバーが患者を診察するなどして直接関わる．
  - 間接的介入：チームメンバーは患者には会わずスタッフの相談に乗る．

2. 緩和ケア外来

- 外来患者に対して緩和ケアを行う．主に以下のような目的がある．

❶ 専門的な症状緩和

- 主治医による外来診療と併行して，痛みや精神症状の治療に習熟した医師らが専門的な症状コントロールを行う．

❷ 全人的サポート

- 病気や治療に伴う患者や家族の苦痛・苦悩を聴取し，主治医や関係各所との調整を行う．看護師が役割を担うことも多い．

❸ 外来主治医としての診療

- 侵襲的治療が終了となり，緩和ケアのみを行う方針となった場合は，緩和ケア外来単独で診療する場合もある．

❹ 緩和ケア病棟への入院準備

- 必要時に遅滞なく緩和ケア病棟に入院できるよう，早い時期から定期的に外来診療を行い，状態を観察する．

3. 緩和ケア病棟

- 緩和ケアの提供に特化した病棟. 現状, 対象疾患はがんとAIDSのみ.
- 施設によっては症状コントロールやレスパイトケア（介護者の休息）, 療養場所の調整のための一時的な入院を受け入れることもできる.

> POINT 「緩和ケア病棟≠看取りの場」だと, まずは医療者が認識する.

Column 緩和ケア病棟ってどんなところ？

　「ウチの病院は長期入院できないので, 緩和ケア病棟に転院し, ゆっくり過ごしませんか？」という説明を耳にすることがあります. 言いたいことはわかりますが, このような説明だと若干ネガティブな印象を与えますし, 「ゆっくりできる＝無制限に長期入院できる」と誤解を与えかねません.
　できれば以下のような緩和ケア病棟の特徴を説明した方が, 誤解もなく, 緩和ケア病棟のメリットが伝わりやすいのではないかと思います.
- 基本的に, 患者の負担や苦痛の大きな検査・治療は行わない.
- 苦痛の緩和に習熟した常勤の医師がおり, 症状緩和のための医療行為は積極的に検討される（＝何もしないわけではない）.
- 保清や介助などの看護・ケアが手厚い.
- 多職種やボランティア等が積極的に関わり, 心理社会的なケアも行う.
　モニタやアラームの音が聞こえないため静かで, 落ち着いた環境（体調の悪い患者にとって, 環境の良さは想像以上に重要！）.

4. 在宅緩和ケア

- 通院や入院は行わず, 訪問診療や訪問看護を利用して受ける緩和ケア.
- 検査や治療の制限はあるが, 症状緩和に関しては入院治療と同等の対応が可能. むしろ住み慣れた環境で過ごすことによる様々なメリットがある.
- 在宅緩和ケアは, 主に以下のような施設・事業所が協力して行う.
  - 訪問看護ステーション（訪問看護）：定期的な状態観察, 服薬管理, 訪問看護入浴, 点滴や処置, 緊急時の対応などを行う在宅緩和ケアの要.
  - 在宅療養支援診療所（訪問診療・往診）：定期的な訪問診療, 処方, 処置, 緊急時の往診などを行う. 在宅看取りの可能性がある場合は必須.
  - 調剤薬局（訪問薬剤管理指導）：服薬指導, 薬の受け渡しなどを行う.
  - 居宅介護支援事業所：ケアマネージャーが介護サービスの利用を支援.
  - 病院：必要時の入院受け入れ（＝バックベッド）等で, 在宅療養を支援.

4. 専門的緩和ケアにつなげる

いつ・どのように専門的緩和ケアにつなげる？

1. 苦痛のコントロールが困難になったタイミング

- 基本的緩和ケアで対応困難な苦痛があれば，病期を問わず紹介を検討.

> (POINT) 何のために専門的緩和ケア（緩和ケアチーム，緩和ケア病棟な
> ど）に紹介するのか，どういうメリットがあるのかを明確に説明すること
> で，患者・家族の「緩和ケア」という言葉への抵抗感や誤解を減らせる.

〈痛みの緩和目的に緩和ケアチームを紹介する説明例〉

なかなか痛みが良くならないので，つらい症状を緩和するための専門のチームである緩和ケアチームに協力を依頼しようと思うのですが，いかがでしょうか.
私も引き続き担当しますし，皆で対策を考えましょう.

2. 患者や家族が希望したタイミング

- 患者や家族が「緩和ケアを受けたい」と希望してきたら一番スムーズに緩和ケアを始められそうだが，理由や，どのタイミングで緩和ケアを受けたいと思うのかは確認が必要（何か誤解や思い込みがあったりもする）.
  ⇒患者や家族とよく話し合い，専門的緩和ケアの紹介を検討する！

〈緩和ケア病棟に入院したいという患者との会話例〉

患者

色々考えたのですが…私はもう緩和ケア病棟に行きたいと思います.

相談してくださりありがとうございます.緩和ケア病棟に行きたいということですが，なぜそう考えたのか伺っても良いですか？

看護師

3. 治療の段階（疾患の軌跡）の変化に基づいたタイミング

> (POINT) 以下のように，病状に（主にマイナスの）大きな変化が起きたタイミングでは，専門的緩和ケアの必要性について検討が必要.

①根治が困難な状況とわかったとき（例：進行がんの診断時）

②侵襲的治療を行うか検討するとき（例：人工透析導入，胃ろう造設）

③侵襲的治療が困難となったとき（例：抗がん剤の中止，人工透析の中止）

〈進行がん患者に診断時から緩和ケアの説明をする場合〉

医師

> これから抗がん剤治療を行っていきますが，**最近では緩和ケアを抗がん剤治療と同時期から併用することで，病気や治療による心身の苦痛を少なくできるなど，様々な利点があることがわかっています.**
> 必要時は緩和ケアの専門チームなどもご紹介しますので，皆で協力しながら○○さんを支えていこうと思います.

〈抗がん剤の中止を伝える場合〉

医師

> 現状，抗がん剤は効果がないどころか，かえって体に害を与えてしまう状況なので，中止した方が良いと思います.
> ただ**病気による様々な苦痛や生活の困りごとに対しては，今まで以上にしっかり緩和ケアを受けて，病気に耐えられる心身の状態を保てる**ようにした方が良いと思います.
> そのために緩和ケア専門のチームや施設を紹介しようと思いますが，我々も必要時には一緒に対応していきます.

TIPS

サプライズ・クエスチョン[1]

「この患者が一年以内に亡くなったら驚くか？」と自問自答し「驚かない」と思うなら緩和ケアを始めた方が良い，というスクリーニング法. 簡便だが検査としては低感度なので「亡くなったら驚く＝緩和ケア不要」とは言えない. 苦痛の有無や患者の希望などを踏まえて総合的に考慮する.

1）Downar J, et al：CMAJ **189**：E484-E493, 2017

専門的緩和ケアとの連携のコツ

1. 迷ったら早めの相談を！

- 明確な基準はないので「困った」「不安だ」と感じたら，まず相談！

例）症状緩和や心理社会的なケアが上手くいかない，意思決定支援が困難，
治療の有効性が乏しい，患者・家族が緩和ケアを希望しているなど

2. ①現在の状況，②今後の見通し，③何がしてほしいかの3点を明確に

- 「末期なので緩和ケアお願いします」という漠然とした依頼ではなく，
困っていること，してほしいことを詳しく伝えると連携がスムーズに！

表1 専門的緩和ケアへの紹介時に必要な情報の例

病名	各種書類作成のために必要なため，診断日も明記
紹介目的	症状コントロールや意思決定支援など，何に困っているのか，何がしてほしいのかを伝える
病歴	長くなりすぎないよう，ある程度簡潔にまとめる
現在の状況	いま問題となっている症状とその原因，現在の治療内容，現在のADLなど
使用中の薬剤	特に，他の医療機関に紹介する場合は詳しく記載
生活背景	特に家族構成，同居家族の有無，経済状況など
本人や家族の認識	どのような病状説明を行ったか，それを理解・認識しているか，何を希望しているかなど
今後の見通し	治療方針，悪化が懸念される症状，予測される生命予後

3. 必要時は共に緩和ケアに取り組む

- 今まで治療を担ってきたからこそ把握している情報や築いてきた関係性，
また各々の専門領域が，専門的緩和ケアを必要とする状況となっても役立
つことが多々ある.

例）

- 他院の緩和ケア外来に紹介したが，治療方針などについて改めて元の主治
医に話を聞きたいと患者が希望している.
- 胆管ステントや尿管ステントの入れ替えなど，専門的な処置が必要.

> **(POINT)** 紹介後も，必要に応じて紹介先の緩和ケア科などと連携を！

パターン別：連携の流れの具体例

1. 院内の緩和ケアチームにコンサルトする場合

①主治医や担当看護師らが緩和ケアチームに介入を依頼

あるいは，アセスメントツールで介入の必要性を判断 ●2章-1(p.16)参照

②緩和ケアチームと主治医・担当看護師らが情報共有を行う

③直接的介入が必要であれば，緩和ケアチームが患者を診察する

2. 他院の緩和ケア外来・緩和ケア病棟に紹介する場合

①患者らと話し合い，他院の緩和ケア外来・病棟に紹介する了承を得る

②連携担当者を通じて大まかな状況を紹介先に伝え，受け入れ可能か確認

③主治医が**診療情報提供書**を作成し，紹介先に送付する ●p.10表1参照

④必要に応じて，患者・家族が紹介先に**見学・事前面談**に行く

⑤問題なければ緩和ケア外来でフォロー開始，または緩和ケア病棟へ転院

3. 入院中の患者を在宅緩和ケアに移行させる場合

①患者・家族に在宅療養の希望があるかを確認する

②介護保険の申請を行うよう家族などに依頼（**←なるべく早めに行う！**）

③どのような医療・介護の支援が必要かを多職種で検討する

・医療：**訪問看護**は必要か？

  定期フォローは外来通院で行うか？　訪問診療を依頼するか？

  緊急入院先（バックベッド）はどこにするか？

・介護：**福祉用具**（介護ベッド，車椅子など）は必要か？

  住宅改修（手すりやスロープなどの設置）は必要か？

  訪問介護や訪問介護入浴などを利用するか？

④訪問看護や訪問診療を依頼する場合は診療情報提供書を送り，必要に応じて**退院前カンファレンス**を行う

⑤退院日程を関係各所と相談して決定する

5. がん / 非がんの緩和ケア

がん以外も緩和ケアの対象となりうる

- 日本では2006年に制定されたがん対策基本法や2007年施行のがん対策推進基本計画を背景に緩和ケアが急速に広まったため,「緩和ケア＝がん」というイメージが根強い.

> (POINT) 世界では様々な非がん疾患が緩和ケアの対象となっている[1] が,日本で緩和ケア関連の診療報酬が算定できるのは,がんとAIDSと末期心不全のみ.

表1 緩和ケア関連の主な診療報酬と,算定可能な疾患

	がん	AIDS	末期心不全
緩和ケア診療加算 （緩和ケアチームで算定）	○	○	○
外来緩和ケア管理料 （緩和ケア外来で算定）	○	○	○
緩和ケア病棟入院料 （緩和ケア病棟で算定）	○	○	×
がん性疼痛緩和指導管理料 （入院・外来診療で算定）	○	×	×

- とはいえ,がんだけでなく非がん疾患の患者も様々な苦痛を抱えている.
  ⇒近年,非がん疾患の緩和ケアの重要性に注目が集まっている！

例) • 心疾患
- 脳血管障害
- 認知症
- 慢性肺疾患
- 慢性肝疾患
- 腎不全

これらの共通点は根治困難な場合が多く,いずれ死に至る可能性があるという点

---

1) WHO：Global Atlas of Palliative Care, 2nd ed, 2020, p21

がん / 非がんの緩和ケアの違い

- 緩和ケアに関しては共通点が多いが，下表のような相違点がある．

表2 がん緩和ケアと非がんの緩和ケアの主な相違点

	がん	非がん（例：心不全）
疾患の軌跡と予後予測[2]	身体機能は終末期に近付くと明らかに悪化するため，**予後予測は比較的容易**	急性増悪などのイベントで悪化と改善を繰り返すため**予後予測がやや難しい**
	身体機能 早期　　　　終末期	身体機能 早期　　　　終末期
疾患の治療	疾患の治療（手術，化学療法）がかえって苦痛を増強させることが多い	疾患の治療（利尿薬，昇圧剤など）が症状緩和につながることも多い
身体症状	病状悪化による諸症状にはしばしばステロイドが有効	がんと比べて呼吸器症状が多め，消化器症状は少なめ
精神症状	高頻度かつ重症化しやすい	しばしば見逃されがち
緩和ケアの提供体制	緩和ケアチームなどの体制が整備されており，緩和ケア病棟も利用可能 ⇒**基本的緩和ケアと専門的緩和ケアの連携が重要！**	緩和ケア病棟は利用できず，急性期から終末期まで一貫して担当することが多い ⇒**基本的緩和ケアの役割が大きくなりやすい！**
意思決定支援	診断時，治療方針の変更時，侵襲的治療をやめるときなど，**意思決定の重要な局面を押さえることが大事**	病状が安定していても突然悪化しうるため Advance Care Planning（ACP）（p.40）の重要性が比較的高い

- 非がん患者の場合，以下のような点で困ったら専門的緩和ケアに相談を．

①難治性の身体・精神症状の緩和

②意思決定支援・ACP

③家族ケア

④スピリチュアルな苦痛や対応が難しい問題への対応

2）Murray SA, et al : BMJ **356** : j878, 2017

どこがNG？　緩和ケアについての説明

Q 進行乳がんで抗がん剤治療を長期間続けてきた患者が，「体がきついし，あちこち痛い．緩和ケアを受けたい」と言ってきたので，下記のように答えた．どのような問題があると考えられるか？

医療者

> あなたには治療の選択肢が残っているので，まだ緩和ケアの段階ではありません．

A これは医療者が「緩和ケア＝終末期」と考えていることによる発言と思われる．患者・家族が困っている問題・苦痛があれば，その時点で緩和ケアは提供するべきである．残念ながら，未だに「緩和ケア＝終末期」というイメージは医療者の中にも根強く残っている．

▶1章-1（p.2）参照

Q 抗がん剤治療による効果が見込めなくなり，患者に緩和ケア病棟の受診を勧めようとするとき，下記のような説明だと，どのような問題があると考えられるか？

医療者

> もう出来る治療はないので，ここからは緩和ケアに切り替えましょう．

A 上記の説明では「治療をやめる」ことを「緩和ケア」と言い換えているように伝わり，緩和ケアについて正しい情報が伝わらないばかりか，患者は緩和ケアに対してネガティブな感情を抱きかねない．具体的にどんなことをするのか，今なぜ緩和ケアが必要なのかを丁寧に説明した方が良い．

▶1章-4（p.8）参照

2章　全人的ケア

↑
連携 web サイトは
こちらから

1. 全人的ケアと多職種連携

全人的ケアの基本姿勢

《身体的苦痛》
身体症状によるつらさ,
ADLの低下, 外見の変化

《精神的苦痛》
不安, 抑うつ,
不眠, 焦燥, 怒り

《社会的苦痛》
お金・仕事・家族の問題
生活の変化

《スピリチュアルな苦痛》
生きる意味の喪失
死への恐怖や絶望

図1 全人的苦痛

- がんなどの生命を脅かす疾患を抱える患者は, **図1**のような様々な苦痛 (=全人的苦痛) を抱えることが多く, 多角的なアプローチが必要となる.
- 全人的苦痛は多岐にわたるため, 特に自分の専門外の苦痛は見落としてしまいがち. 気付いたとしても十分なケアを提供するのはなかなか難しい.

1. 全人的苦痛の主なアセスメントツール (表1)

- 患者や家族が全人的苦痛を抱えているかを網羅的に把握するために, 以下のようなツールがある. いずれもWebからダウンロード可能.

表1 全人的苦痛の主なアセスメントツール

①生活のしやすさに関する質問票
[http://gankanwa.umin.jp/pamph.html]
②STAS-J (Support Team Assessment Schedule 日本語版)
[https://plaza.umin.ac.jp/stas/]
③IPOS (Integrated Palliative care Outcome Scale) 日本語版
[https://plaza.umin.ac.jp/pos/]

(2023年9月8日閲覧)

NG! 何のツールを用いても良いが「苦痛がある」という結果を絶対にスルーしないこと! せっかく評価しても何も対応しなければ無意味だし, 患者は「助けを求めたのに無駄だった」と感じてしまう.

多職種連携のポイント

- 全人的ケアの内容は多岐にわたるため，多職種で対応することが重要．

> **NG!**「多職種連携が大事！」とよく言うが，自分の専門外のことは他の職種に丸投げするのはNG．

- 多職種連携において，以下の三つは最低限重要なポイント．

1. まずは自分の専門性の中でできることをする

> **POINT** 各々が自分の専門性を活かしてケアに取り組むことが，結果的に他の苦痛の緩和につながることも多い．

> 例）強い抑うつがみられる患者に対して，主治医がとにかく身体症状だけでも緩和しようと努めたら，徐々に抑うつも軽減していった

2. 支持的・共感的な態度で接する

> **POINT** まずは遮ったり否定したりせずに患者の話を聴くことは職種を問わず超重要．それだけで苦痛が軽減することすらある．

> 例）患者から自分の専門外の悩みについて相談されたとき「それは私の専門ではありません」と受け流すのと「そうなんですか…」と話を聴き，専門のスタッフへの紹介を約束するのとでは大違い！

3. 他の医療者と密に情報共有する

> **POINT** 患者が抱える苦痛に関しては，カルテ記載するだけでなく，カンファレンスなどで共有したり専門家に直接相談したりする．

〈共有したい情報の例〉

- 治療方針：今後どのような治療を行うのか？　行わないのか？
- 当面の目標：病気の治癒？　症状緩和？　ADL向上？　退院？　転院？
- 予後予測：生命予後はどのくらいか？　どんな急変リスクがあるか？
- 説明の状況：本人・家族各々に対して何をどのように説明したか？
- 各職種に依頼したいこと

緩和ケアにおける各職種の役割

- 各職種が基本的緩和ケアにおいてどのような役割を担うかは施設の事情などにもよるので一概には言えないが，例として以下のような役割がある．

医師
（主治医）

医療チームの舵取り役！
- 疾患の治療だけでなく，全人的苦痛の有無にも目を配り，なるべく積極的に多職種との情報共有・連携を行う．
- できるかぎり身体・精神症状の緩和に取り組む．
- 患者らに病状を説明しつつ話し合い，治療方針を決める．

看護師

全人的ケアや多職種連携の要！
- 緩和ケアにおける看護師の役割は書ききれないほど多彩．一言でまとめると，全人的ケアの主要な担い手．
- 患者らの価値観や意向，患者を取り巻く状況などを包括的に評価し，多職種連携や意思決定支援に活かす．

薬剤師

最適かつ安全な薬物療法を提供する！
- 薬の専門家として，一人一人の患者に最適な薬剤・量・剤型・投与経路などを検討する．
- 患者への薬の説明や服薬指導，副作用・相互作用のチェックなどを通して，患者の安全を守る．

MSW[*1]

患者と医療と社会をつなぐ！
- 患者の生活に関する様々な問題点や意向を聴取し，社会資源を駆使して，患者らしい生活を送るサポートを行う．
- 患者らのニーズに応じた地域リソースの活用を支援し，他の医療機関などとの調整役を担う．

PT[*2]
OT
ST

患者のADL・QOL改善に取り組む！
- ADLの維持・改善を図るだけでなく，たとえADLの改善が難しくても，安全で負担の少ない動作の指導や，マッサージ，リハビリしながらのコミュニケーションなどを通してQOL改善を図れる．リハビリをすること自体が患者の希望にもなる．

---

*1 MSW：医療ソーシャルワーカー
*2 PT：理学療法士，OT：作業療法士，ST：言語聴覚士

18

管理栄養士

「食べること（＝生きること）」のサポーター！
- 患者の食事摂取状況や嗜好・こだわり，「食べること」への考え等を聴取し，患者に合わせた食事管理・指導を行う．
- 栄養学的な視点だけでなく，食べるという行為そのものに喜びや癒しを感じられるよう様々な工夫を検討する．

心理職

心を整え・癒す専門家！
- 臨床心理士や公認心理師といった狭義の心理関連の職種だけでなく，臨床宗教師[*3]やチャプレン[*4]といった職種もある．
- 患者らの精神的苦痛やスピリチュアルな苦痛のケアに関わる．場合によっては医療スタッフらの心理的サポートも行う．

- 緩和ケアチームに携わる各職種の詳しい役割等についてもっと知りたい場合は，日本緩和医療学会が2020年に作成した『緩和ケアチーム活動の手引き（追補版）緩和ケアチームメンバー職種別手引き』[1]が参考になる．
- 他にも様々な職種（歯科医・歯科衛生士，介護福祉従事者，法律家など）や市民ボランティアらが緩和ケアに関わるが，ここでは割愛する．

Column 療養場所の調整は，誰の仕事？

　緩和ケアと言うと「症状や苦痛の緩和」というイメージが強いと思いますが，実は「**療養場所の調整**」も緩和ケアのとても大事な要素です．なぜなら，緩和ケアを受ける患者は「病気が治って元気になり，今まで通り家で過ごせる」というストーリーを辿れないことが多いからです．

　何らかの症状・障害・急変のリスクを抱えている場合は，今後どのような療養場所で過ごしていくのかを入念に検討する必要があります．ただ，転院や退院の調整等を行う際に「**それはMSWや連携担当者の仕事だから自分は無関係だ**」と考えてはいけません．

　まず病状説明や治療方針の話し合いが主治医によって十分行われていないと何も始まりませんし，各職種が積極的に関わって転院・退院の準備を整えれば，患者や家族の不安は少しでも軽減すると思われます．

　また，病状の急変によって転院・退院が手遅れになることも多いので，「療養場所の調整はスピード勝負」という意識を多職種で共有すると良いでしょう．

　私は常々研修会などで「療養場所の調整は多職種で行うもの」と言っていますが，読者の皆さんにもそう意識して頂けたら幸いです．

1）［https://www.jspm.ne.jp/files/active/job_type_v1.pdf］（2023年9月8日閲覧）
*3　臨床宗教師：心のケアの専門的研修を受けた僧侶・聖職者．
*4　チャプレン：病院などの職員として勤務する僧侶・聖職者．

2. 社会的ケア

経済的問題

- 治療のために支出は増える + 働けなくなると収入は減るので, 困っている人は多い. 切り出しにくい話題だが「失礼かもしれませんが, 大事なことなので…」と配慮を示しつつ, 大事な問題であることを伝えると良い.

1. お金に困っている, と相談されたときの対応

- 確認しておきたい事項：収入, 就業状況, 健康保険の種類・限度額（※年齢と所得額で決まる）, 年金や個人保険の加入状況, 家族からの経済的支援の可否.
- 経済的支援：医療や介護にかかる費用負担の軽減や, 所得を保障する各制度の対象とならないかを確認し, 手続きを勧める（**表1, 2**）.
- 就労支援：病気の影響で働き方を変えないといけない, 辞めないといけなくなった, 就職・再就職ができない…といった仕事に関する困り事には, がん診療連携拠点病院に設置された「**がん相談支援センター**」, あるいは**ハローワーク**が窓口となっているので, まずは相談を.

表1 医療費・介護費用などの負担を軽減する制度

制度	担当	概要
高額療養費制度	健康保険組合	月の医療費が限度額を超えた場合, 差額が支給される. ただしいったんは全額支払わなければならない ※限度額適用認定証の手続きをしておくと, 支払いの時点で減額される
介護保険制度	市区町村	訪問看護を含む療養に必要なサービスを, 少ない自己負担額で受けられる
身体障害者手帳	市区町村	不可逆的な肢体不自由や人工肛門などがある場合に申請可能. 医療費助成や税金の控除などが受けられる

- 医療費の支払いがどうしても困難という場合は, 医事課などの担当部署と相談し, 対応を検討する. 収入・支出の詳しい内訳の確認が必要となる場合もある.

表2 所得を保障する制度

制度	担当	概要
障害年金	年金事務所 年金窓口	年金加入者に障害が生じた場合に受給できるが，診断日から1年6か月経過しないと認定されないなど，時間がかかる
生活保護	市区町村	世帯収入が最低生活費*を下回る場合に申請可能．医療費は保証されるが，自治体によっては緩和ケア病棟入院などの際に保護課からの許可が必要
傷病手当金	患者の職場 または社会保険事務所	検査・治療などのために一定の期間，出勤困難となった場合に支払われる
個人保険	保険会社	生命保険，医療保険，就業不能保険など様々な種類があり，各種特約が利用できることもあるので担当者に相談を

*居住地域と世帯人数によって異なる．

家族の問題

> **POINT** 患者の家族などは「患者を支援する」立場であると同時に，患者の病による苦悩を抱えた「ケアを必要とする」存在でもある．

- 積極的に情報収集しないと，家族背景が十分把握できないことも多い．
- 確認しておきたい事項：家族構成，家族各々の年齢・居住地・仕事の有無，介護などの支援が可能か，普段からの交流の有無，血縁者以外の近しい存在はいないか．

1. 患者の支援者としての家族

- 患者の家族などに求められる役割は下記のように多岐にわたる．
  - ①患者の精神的支え
  - ②介護・療養支援（例：身体介護，生活介護，見守り，必要物品の調達）
  - ③経済的支援（例：医療・介護費用の負担，患者の財産の管理）
  - ④診療契約（例：医療行為や入院などに関する諸手続きの代行）
  - ⑤医療に関する意思決定（例：患者の意思決定の支援，代理意思決定）
  - ⑥死後の対応（例：遺体・遺品の整理や葬儀の手配など）

> **POINT** 患者に身寄りがない（または家族による十分な支援が困難な）場合，①〜⑥のような役割を誰が担うのか，患者本人や家族などと早めに（本人が意向を示せる段階で）話し合っておく必要がある．

- 患者の支援に主に関わる家族などを指して「**キーパーソン**」という概念を用いることがあるが，曖昧な概念であるため以下のような配慮を要する.
  - ①キーパーソンが具体的にどんな役割を担うのか（担えない・担いたくない役割はないか），患者・家族・医療者間で認識を共有する
  - ②キーパーソン一人に負担が集中しすぎないよう，家族間で協力し合うよう勧めるか，キーパーソンを支えられる体制を整える

表3 家族以外で患者の支えになりうる存在の例

関係性	行える可能性のある支援
友人，知人，同僚	精神的支え，療養支援，死後の対応
民生委員	療養支援（主に見守りや行政手続きの支援）
成年後見人	患者の財産管理，診療契約，意思決定支援，死後の対応
市区町村	死後の対応，（生活保護受給中なら）経済的支援
その他	様々な役割を請け負うボランティアや有償サービスがある

※参考：身寄りがない人の入院及び医療に係る意思決定が困難な人への支援に関するガイドライン［https://www.mhlw.go.jp/content/000516181.pdf］（2023年9月8日閲覧）

2. ケアの対象としての家族

> **POINT** 家族も，患者と同様に全人的ケアが必要となることがある.

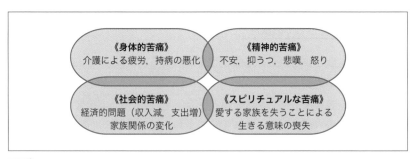

《身体的苦痛》
介護による疲労，持病の悪化

《精神的苦痛》
不安，抑うつ，悲嘆，怒り

《社会的苦痛》
経済的問題（収入減，支出増）
家族関係の変化

《スピリチュアルな苦痛》
愛する家族を失うことによる
生きる意味の喪失

図1 家族に生じうる全人的苦痛の例

- 配偶者や近しい血縁者にも，以下のようなタイミングで困っていることや気がかりなことがないかを声がけして尋ねる.
  - 例）治療の開始時，治療方針の変更時，入院中，患者の終末期，死後

介護の問題

- 病気の進行によって患者のADLが低下すると，ほとんどの場合，患者の家族だけで介護を担うのは困難となる．

> **POINT** 患者のADLが低下してきたら，早めに介護保険申請を検討！

1. 最低限知っておきたい「介護保険」の基本

> 例：がん末期，脳血管疾患

- 対象：第1号被保険者＝65歳以上
  　　　第2号被保険者＝40歳以上65歳未満で**特定疾病**あり
- 主なサービス：訪問　…訪問介護，訪問入浴介護，訪問看護，訪問リハビリ
  　　　　　　　通所・入所　…通所介護，通所リハビリ，介護施設入所
  　　　　　　　その他　…福祉用具貸与・販売，住宅改修
- 利用の流れ：①市区町村の担当窓口か，地域包括支援センターに相談
  　　　　　　②要介護認定の申請を市区町村に行う
  　　　　　　③認定のための訪問調査（※主治医意見書が必要）
  　　　　　　④認定審査　⇒判定内容が通知される
  　　　　　　⑤介護支援専門員（ケアマネージャー）にケアプラン作成を
  　　　　　　　依頼　⇒利用開始

> **POINT** 上記②〜④に1か月前後かかるため，早めに検討．市区町村から主治医意見書の記載依頼が来たら，なるべく早急に作成して提出を！

- 時間的余裕がない場合は，介護保険の認定が下りる前に「暫定」でケアプランを作成することも可能．ケアマネージャーと要相談．

2. 家族などによる介護

> **POINT** 患者を介護したい気持ちがあっても「自分にできるか不安」と感じてしまう家族は多いし，不安に感じるのは当然のこと．
> ⇒家族の心情に配慮しつつ，何ができるかを共に考え，支援していく．

- 家族だけでなく，ヘルパー，訪問看護，訪問診療などの活用を勧める．
- 仕事のため介護できない場合，**介護休暇**が取得できないか職場と要相談．
  - 介護休業給付金：長期の介護休業を要する場合に一定期間受給できる．
- できるだけ具体的に「何をすれば良いか」を説明することも大事．

3. コミュニケーションスキル

コミュニケーションスキルは"才能"ではなく"技術"

- 「患者とのコミュニケーションが苦手」という人も，良いコミュニケーションのコツを分析してまとめた"コミュニケーションスキル"を活用すれば，失敗しない（＝医療者と患者の関係性に支障をきたさない）レベルのコミュニケーションは実践できる．

> **POINT** あくまで「失敗しない」ための，最低限のスキルに過ぎない．何より大事なのは，患者の気持ちを思いやり，理解しようと努める姿勢．

LEVEL-1 基本的コミュニケーションスキル

1. 基本姿勢

- 挨拶をする，身だしなみを整える，といった基本的なマナーを守る．
- 目線の高さを相手と合わせて，目や顔を見て話す．

> **NG!** 「説明しなければ！」という思いが強すぎると，一方的に話してしまいがち．話す割合：聴く割合＝1：1を目安にする．

- 患者との関係性にもよるが，基本的に丁寧語で話す．

> **NG!** 特に高齢者と話すとき，相手が難聴でもないのに大声で話してしまったり，子どもをあやすような口調になってしまったり，過剰にボディタッチすると，相手に不快感をもたれることがあるので要注意！

TIPS 患者との接し方

　個人的なコツですが，患者とは「ご近所さん」と接するイメージで話すと，親身になりつつ礼儀正しく話す，というのが自然にできる気がします．

2. 聴くスキル

- 傾聴：まずはしばらく（少なくとも30秒程度）患者の話を遮らずに聴く．
- 相槌：落ち着いたペースで相槌を打つ（早口の相槌は，かえって急かすよ

うな印象や，真面目に聞いていない印象を相手に与えうる）.

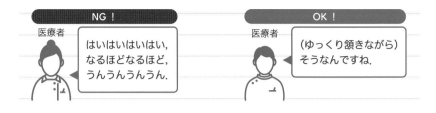

2章 全人的ケア

• 沈黙：患者が何か話そうとしていたり，感情表出の一環として黙っていたりする場合は，こちらも5〜10秒沈黙して患者を観察しつつ発言を待つ. 10秒を超えると長すぎるので，質問する，話題を変えるなどを行う.
• 肯定：相手の発言に，まずは肯定的な言葉で応答する.

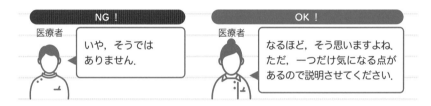

• 反復：相手の発言を，同じ表現で繰り返す.
  • 完全にオウム返しだと相手に奇妙な印象を与えることがあるので，適宜要約したり，患者の気持ちの部分だけ反復するなど工夫する.
  例「○○や××が心配なんです」⇒「うーん，それは心配ですよね」

> **Column** 緩和ケア格言①「まずは聴くことから始めよ」
>
> 医療者（特に医師）は，つい「説明しよう」として喋りすぎてしまいます. しかしそうすると，患者や家族の理解が追い付かなかったり，聞きたいことを質問できなかったり…ということが起きてしまいがちです.
> そういった事態を避けるため，**まずは相手の話を聴くことから始める，と**いうのは有効な方法だと思います. 説明の前に「最近の体調で気になる点はありますか？」「こちらから説明する前に，今日特に聞いておきたいことがあれば教えてください」などの言い方で話を促してみましょう.
> まず話を聴くことで，相手の関心や認識に合わせた説明をすることができますし，何より，短時間の面談であっても「話を聴いてもらった」という満足感をもってもらいやすくなるかと思います.

3. 尋ねるスキル

- 探索：相手の発言や希望の理由・背景を尋ねる.
  - 前頁で解説した"肯定"と組み合わせると良い.
    例)「なるほど，そう考えておられるんですね．よろしければ，どうしてそう思うのか教えてもらっても良いですか？」
- 質問：状況に応じて三つの質問のスタイルを使い分ける（**表1**）.

表1 三つの質問のスタイルとそれぞれの特徴

質問の方法	特徴	文例
open question	自由に話してもらうよう促すことで，相手の考えを深く探れる	「調子はどうですか？」 「何か困っていませんか？」
semi-closed question	話題を絞って話してもらうことで，より深い情報を得られる	「どういう痛みなのか具体的に教えてもらえませんか？」 「よく○○について心配だという方がいるんですが，そういった心配はないですか？」
closed question	はい/いいえで答えられる質問 確認すべきことが多いときに有用	「痛みはありますか？」 「眠れていますか？」

4. 説明するスキル

- 一例として「見出し⇒区切り⇒まとめ」の流れを意識すると話しやすい.
  ①見出し：説明の意図・目的を最初に端的に伝えるか，相手に確認する.
    例)「今日は，今後の治療方針について説明したいと思っています」
       「今日，特に話し合っておきたいことは何かありますか？」
  ②区切り：文章の段落を分けるのと同じように話の区切りを意識し，区切りごとに理解度や質問の有無を確認.
    例)「ここまで検査結果を説明しましたが，質問はありますか？」
       「ここからは相談になりますので，ご意見を聞かせてください」
  ③まとめ：重要な点，決まったことなどを最後に確認する.
    例)「確認ですが，今日は○○について話しましたね」
       「今後は□□を行っていく，ということでよろしいでしょうか」

> **(POINT)** 大事な説明のときはできるだけ医師以外のスタッフが同席し，説明後に理解度の確認を行うと，認識のズレを最小限にすることができる.

LEVEL-2 悪い知らせ（bad news）を伝えるスキル

• 悪い知らせ（悪性疾患の告知，病状の悪化など）を伝えるのは，患者だけでなく医療者にとってもつらいが，以下のようなプラスの意義もある．

①患者の"自律性"や"知る権利"を尊重することができる

②適切な意思決定のためにも，正しい病状認識が必要不可欠

③誠実に説明することで，患者と医療者の信頼関係を深められる

•「患者が落ち込まないように」と配慮して曖昧な表現で伝えようとすると，大事なことが伝わらない可能性がある．

> (POINT) 悪い知らせを伝えれば落ち込むのは当然．たとえ落ち込みながらでも「今できること」に向き合えるような伝え方を心がける．

Column 大事なのは「告知するか否か」ではなく…

患者が「悪い知らせは聞きたくない！」または患者の家族が「悪い知らせは聞かせたくない！」と主張したら，どうしたら良いでしょうか？

どちらの場合でも重要なのは，**まず，そう主張する理由をしっかり聞くこと**です．頭ごなしに否定したり，反対に告知しない選択肢を安易に選んだりせず，しっかり気持ちを聞いた上で，上記のような"悪い知らせを伝える意義"を説明するのが基本的な対応かなと思います．

個人的には**「伝えるか否か」よりも「どう伝えるか」が重要**だと思っていて，悪い知らせを伝える場面でも，以下のような工夫をしています．

• ネガティブな情報だけでなく，一つでもポジティブな情報を伝える．

•「今できること」を具体的に説明して，短期目標を設定する．

• 何もできることがなくても，トコトン支えることを保証する．

ただし，がんを「できもの」と言ったり，治療中止のことを「緩和ケア」と言ったりするなど，**曖昧な言葉でごまかすのはお勧めしません**．明確に伝えつつ，少しでも前向きになれるような説明を心がけましょう．

• 悪い知らせの伝え方のポイントをまとめた，様々な「型」がある．

• SPIKES：米国で開発されたコミュニケーションの「型」．

• SHARE：SPIKES を参考に日本で作成された「型」．SHARE を身に付けるための研修会（SHARE-CST）もある（次頁で解説）．

SHAREプロトコールの概要[2]

① **S**upportive environment（支持的な環境）
- 落ち着いて話せる場所と，十分な時間を確保しておく．
- 家族等や看護師など，同席者の予定を確認しておく．

② **H**ow to deliver the bad news（悪い知らせの適切な伝え方）
- 患者の認識や，悪い知らせを聞く心の準備ができているか確認．
- 専門用語や遠回しな表現は避け，わかりやすく，丁寧に伝える．

③ **A**dditional information（付加的な情報の提供）
- 悪い知らせだけでなく，治療方法などの建設的な情報も伝える．
- 悪い知らせによるショックが強いようなら過剰な情報提供は避ける．

④ **R**eassurance & **E**motional support（安心と情緒的支援）
- 患者の感情表出を促し，受け止める．
- 前向きな情報や，具体的に何をすべきかについても説明する．
- 今後の方針を示し，一緒に取り組んでいくことを保証する．

〈SHAREを用いて進行がんであることを告知する例〉

〈S：支持的な環境（場所，時間，同席者）を事前に準備〉

〈H：悪い知らせを伝える〉
　今日は検査結果，特に「がんであるか否か」という大事な説明をしようと思いますが，よろしいですか？
　あえて率直にお伝えしますが，検査結果から，残念ながらすでに転移したがんで，根治は難しいとわかりました．
　（少しの間沈黙し，相手の反応を受け止める）

〈A：付加的な情報の提供〉
　ここからは具体的に治療方針の話をしようと思うのですが，病名のことで頭がいっぱいになって，説明が頭に入らないという方もいます．詳しい話は聞けそうですか？
　（了承を得て，治療方針などの詳しい情報を提供）

〈R&E：安心と情緒的支援〉
　これからのことを考えると，不安になりますよね．ただ，まだまだできることはたくさんありますし，我々医療者も全力でサポートしていきますので，協力しながらやっていきましょう．

医療者

2）日本サイコオンコロジー学会「コミュニケーション技術研修会テキスト 第3.3版」［http://share-cst.jp/02.html］（2023年9月8日閲覧）

LEVEL-3　難しいコミュニケーション

- 患者（または家族）とのコミュニケーションが「難しい」と感じる状況は，以下のように様々なケースがあると考えられる．
- 例）感情的になっている：怒っている，悲嘆に暮れているなど
  意思疎通が上手くいかない：理解力が低い，認知症，精神疾患など
  意見が対立する：医療者の勧めに従わない，無理な要求をするなど
- それぞれの状況に応じて求められる対応は変わってくるはずだが，共通して重要だと言える最低限のポイントを以下に挙げる．

1. お互いの感情の鎮静化を図る

> NG! 例えば患者が怒っているとすると，医療者もつい怒りや苛立ちを感じてしまいがちだが，お互いが感情的になってしまったら絶対に話はまとまらない．少なくとも患者の前では"冷静な対応"を心がける．

- 患者の発言や態度を頭ごなしに否定せず，わずかでも理解できる部分があればいったん認め，その上で妥協点を探るのがベター．

2. 相手の主張やその理由・背景を詳しく聞く

- 患者がひどく感情的になっていたり，医療者の勧めに従わない主張をしたりするようなときは，まずその理由や背景をじっくり聞く．

3. 複数の医療者で対応・協議し，その過程を記録に残す

> POINT 難しいコミュニケーションは「言った・言わない」の問題になりがち．なるべく複数の医療者で対応し，やり取りの詳しい過程を記録に残すことが重要．

> POINT どうしても感情的になりそうなときや，対応が難しいと感じたときは，焦って重大な判断ミスをしないよう，その場をいったん離れる．

〈いざというとき思い出してほしい「魔法の一言」〉

医療者

上司（責任者）と相談しますので，少しこの場を離れます．

4. スピリチュアルケア

スピリチュアルな苦痛のイメージ

> **POINT** スピリチュアルな苦痛とは，自己の存在と意味の消滅から生じる苦痛[1]，つまり「自分の存在意義を失うことによるつらさ」と言える．

- 関係性，自律性，時間性，それぞれの喪失によりスピリチュアルな苦痛が生じる．

  ①関係性：周囲の人間とのつながりから生じる存在意義

  ⇒苦痛の例）大事な人との別れ，自分だけが苦しんでいるという孤独感や不安，仕事や家庭における役割の変化や喪失

  ②自律性：自分の頭で考えたり，思うように体を動かせたりすることによる自己コントロール感

  ⇒苦痛の例）歩行や排泄などの障害，老いや認知機能の低下の自覚

  ③時間性：未来や可能性，いつか状況が改善するだろうという希望

  ⇒苦痛の例）余命を宣告されたことによる絶望感や希望の喪失

- これらの苦痛（特に①②）は終末期に特有ではなく，誰にでも生じうる．

スピリチュアルケアの基礎

> **POINT** スピリチュアルな苦痛を他者が癒すことは難しく，基本的に患者自身が自らの力で乗り越える必要がある．

  ⇒医療者ができるのは，スピリチュアルな苦痛を取り除くことではなく，患者自身がスピリチュアルな苦痛と向き合い，乗り越えるための「手助け」に過ぎない．

Column 緩和ケア格言② 「Not doing, but being」

「死んだ方がマシだ」と思うくらい落ち込んだり，絶望したりした経験はありますか？ そういうときは，どんな励ましや正論も心に響かなかったりします．周囲の人々にできることは，ただ静かに寄り添い，話を聴くことぐらいですが，それが何より大事なことかもしれません．

---

1) Murata H：Palliat Support Care **1**：15-21, 2003

• 精神的苦痛とスピリチュアルな苦痛の区別は難しいが，似て非なるもの．

〈精神的苦痛の例〉

患者

特に理由なく気持ちが落ち込んで，何も手につきません….

⇒薬物療法や心理療法が有効なことが多い

〈スピリチュアルな苦痛の例〉

患者

余命が僅かだと言われてから，いま自分が生きている意味がわからなくなりました….

⇒安易な励ましや薬物療法では改善しないことが多い

1. 具体的なスピリチュアルケアの方針

> POINT スピリチュアルケアの概念は奥深いが，基本方針はシンプル．

❶ 苦痛をしっかり緩和する

• 身体的/精神的/社会的苦痛が背景にあることも多く，それらの苦痛を緩和するだけでもスピリチュアルな苦痛はしばしば軽減する．

❷ とにかく基本は傾聴

•「誰かに話すだけで楽になる」という経験は誰にでもあるはず．上手な声がけができなくても，ただ否定せずに聴くだけで十分な場合もある．

❸ 患者を孤立させない

• つらそうな患者と接するのは医療者にとってもつらいが，例えば入院中なら毎日短時間でも病室に足を運ぶなど，どんな状況でも支えるという姿勢で接することが重要．

仮想症例で総復習！

> **症例** 患者は36歳女性のB氏．長女と二人暮らし．不正性器出血を契機に子宮頸がんStageⅣと診断された．抗がん剤治療を行ってきたが倦怠感や悪心の副作用が強い上に効果に乏しく，治療中止を検討中．B氏は「きつくて娘に何もしてやれず，生きている意味が感じられない」と発言している．

まずQ1～3について自分で考えてみて，A1～3の解答例を確認しましょう．

Q1 B氏の全人的苦痛を評価する方法は，どのようなものがあるか？

Q2 B氏の社会的苦痛を評価するために，どのような情報が必要か？

Q3 B氏のスピリチュアルケアとして，どのような対応が行えるか？

A1 STAS-JやIPOSなどのアセスメントツールを活用するか，多職種で介入してカンファレンスなどで情報共有を行う．　●2章-1（p.16）参照

A2 家族構成，家族以外の支援者の有無，長女の年齢，経済状況，就業状況，B氏が長女に何をしてやりたいと思っているのか，などを情報収集する．15～39歳はAYA（Adolescent & Young Adult）世代と呼ばれ，進学，就職，結婚，出産，育児など大きなライフイベントを経験する時期である．この時期に重篤な疾患を発症すると，多様な社会的苦痛が生じうる．B氏の場合は長女のことを気にかけているようなので，家族背景についてはできるだけ詳しく聴取したい．また，家族や親類などから生活面・金銭面の支援が得られているか確認が必要である．　●2章-2（p.20）参照

A3 B氏の発言からは，母親としての役割が果たせないことによって関係存在が脅かされ，スピリチュアルな苦痛が生じているとうかがえる．まずはB氏のつらさに耳を傾けつつ，日常生活に影響を及ぼしている症状緩和に努めることが先決である．また，長女の年齢や状況にもよるが，できるだけ長女には病状を隠すのではなく誤解がないよう説明し，B氏と一緒に過ごす時間を確保することも重要と思われる．　●2章-4（p.30）参照

※参考：ノバルティスジャパン「わたしだって知りたい！」[https://www.novartis.com/jp-ja/patients-and-caregivers/novartis-commitment-patients-and-caregivers/support-for-patients/disease-onc-want-know]（2023年9月8日閲覧）

3章　意思決定支援

///

↑

連携 web サイトは
こちらから

1. 意思決定支援

意思決定支援の概要

- 医療やケアに関する意思決定は，専門的知識がなければ難しい.

　⇒専門家（＝医療者）による意思決定の支援が必要不可欠！

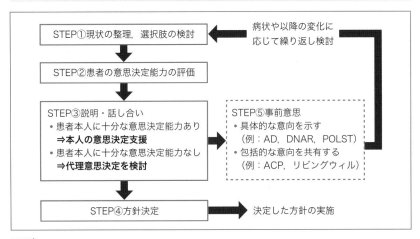

STEP①現状の整理，選択肢の検討

病状や以降の変化に
応じて繰り返し検討

STEP②患者の意思決定能力の評価

STEP③説明・話し合い
- 患者本人に十分な意思決定能力あり
　⇒**本人の意思決定支援**
- 患者本人に十分な意思決定能力なし
　⇒**代理意思決定を検討**

STEP⑤事前意思
- 具体的な意向を示す
　（例：AD，DNAR，POLST）
- 包括的な意向を共有する
　（例：ACP，リビングウィル）

STEP④方針決定

決定した方針の実施

図1 意思決定支援の5ステップ

意思決定支援の5ステップ

STEP-1 現状の整理・選択肢の検討

1. 現状の整理

- まずは判断に必要な**患者の医学的情報を収集**する.
- 緊急度（急いで決めるべきか？ 待てるか？ むしろ待つべきか？）を判断.
- 意思決定に関わる患者背景（**表1**）についても，可能な限り情報収集する.

表1 意思決定に関わる患者背景の例

- 本人について：事前意思の有無，性格・価値観
- 家族について：家族構成，家族各々の居住地や患者本人との関係性
- 生活状況について：居住環境，経済状況，現在の就業状況

2. 選択肢の検討

- 収集した情報を基に，治療やケアの選択肢と，各選択肢の医学的妥当性，メリット・デメリットなどを医療者間で十分に検討．
- 意思決定の難易度をざっくり判定する（**図2**）．

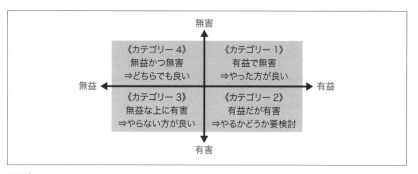

図2 選択肢の害・益と意思決定の難しさ

選択肢を「益」と「害」を軸にグラフ化すると図のようになるが，特にカテゴリー2の選択肢を検討する場合は意思決定が難しくなる．

STEP-2 患者の意思決定能力の評価

- 意思決定能力とは，自分の価値観（内的要因）と情報（外的要因）を基に物事を決める能力．細かく分類すると，「**理解力**」「**認識力**」「**論理的思考力**」「**意思表明する力**」の4つからなる．

> (POINT)「意思決定能力があるかないか」ではなく「意思決定の難しさに対して，意思決定能力は十分か不十分か」と考える．

  ⇒「知的障害や認知症がある＝意思決定能力なし」とは限らない．

> (POINT) 意思決定能力が不十分だと思われても，補う方法はないか，明確な意向でなくても参考になる情報はないか慎重に検討する（表2）．
>   ⇒意思決定能力は，0か100かではない！

表2 意思決定能力を補う方法の例

理解力が不十分	絵や図を用いて説明する，説明内容を紙に書いて渡す，説明後に理解度を看護師等が確認する
挿管中で話せない	鎮静薬などは必要最小限にする，筆談や文字盤を利用する，処置時の反応から何が不快かを推察する

TIPS 意思決定能力を評価する質問の例

意思決定能力を評価することは容易ではなく，標準化された方法はないが，筆者は以下のような4つの質問で意思決定能力をざっくり評価している．
　①理解力：「病気や治療の選択肢について，どう説明を受けましたか？」
　②認識力：「説明を受けて，あなたは率直にどう思いましたか？」
　③意思表明する力：「現時点で，あなたはどうしたいと思っていますか？」
　④論理的思考力：「なぜそうしたいと思ったのですか？」
　質問の台詞はあくまで一例だが，上記のような質問への回答で，意思決定能力の4つの要素のうち何が不十分かを大まかに把握することができる．

STEP-3 説明・話し合い

1. 意思決定能力が十分な場合　⇒患者自身による意思決定を支援

> **(POINT)** 意思決定をするには，医師からの病状説明が必要不可欠！　客観的な情報だけでなく，必要に応じて専門家としての推奨・助言を行う．

> **(POINT)** 患者の価値観や意向，気がかり，悲嘆や苦悩といった感情など，患者しか知りえない情報をしっかり聞き取ることも重要．

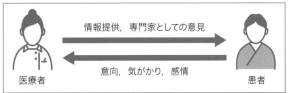

図3 一方的な説明ではなく，双方向で話し合うことが重要

Column 緩和ケア格言③「私は医療の専門家，貴方は貴方の専門家」

かつては医療者が治療方針を決め，患者や家族はそれに従う「パターナリズムモデル」と呼ばれる意思決定のスタイルが通常でした．そういったスタイルへの反発から「患者の自己決定を尊重しよう」という風潮が高まりましたが，今度は，患者が自己決定した内容が必ずしも患者にとっての最善とならない可能性があるという問題点が指摘されました．

そこで昨今は，医療者は医療に詳しい専門家として，患者は自分自身のことに一番詳しい専門家として，お互いに意見を出し合って意思決定を行っていく「Shared Decision Making（SDM）モデル」が推奨されることが多くなりました．何にせよ大事なのは，しっかり話し合って各々が納得のいくゴールを目指すことかなと思います．

2. 意思決定能力が不十分な場合　⇒代理意思決定を検討

- 患者本人が意思決定できない場合, 状況に応じて以下のような対応をとる.

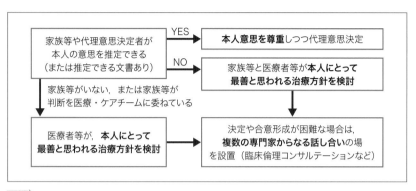

図4 代理意思決定の流れ

- 代理意思決定においては, 以下の3点が重要.

①あくまで**「患者本人にとっての最善」**が重視されるべきで,「家族や医療者にとっての最善」になってしまわないよう注意する

※意思決定の内容によっては, 患者の心身に害を与えうるため

②**一人で決めない（決めさせない）**. 複数の関係者で協議する

※主観による偏りを避け, 誰かに責任が集中することも避ける

③**一度で決めない**. 状況や気持ちの変化に配慮し, いったん結論が出たとしても, 必要に応じて繰り返し検討する

- 代理意思決定者は誰でも良いわけではなく, 以下のような条件が必要.

①医師からの十分な説明を受けて, 病状等を理解している

②患者本人にとっての最善を考えて意思決定することができる

③患者の人間性や考え方をよく知っている

⇒たとえば何十年も会っていない親戚や, 仕方なく最低限の手伝いをしてくれている知人などは, 代理意思決定者として適切とは言えない.

⇒適切な代理意思決定者がいない場合は**複数の医療者で対応を協議**. そのプロセスや結論をカルテに記載し, 家族や関係者がいれば説明する.

方針決定

・話し合いで結論が出た！…と油断してはいけない．注意点を三つ挙げる．

1. 認識のズレや疑問がないか確認

> (POINT) 医療者が「説明した」「決めた」と思っても，患者や家族が誤解
> していることは本当に良くある．

⇒確認例）話し合いの最後に決定事項を要約して伝え，誤解がないか確認
　　　　　看護師らが説明後に患者や家族の理解・認識を改めて確認

2. 必ず記録を残す

> (POINT) いくら時間をかけて話し合っても，記録がなければ客観的には
> 「やっていない」と見なされる．面倒でも必ずカルテに記録を残す．

表3 〉 最低限カルテ記載すべき事項

・説明内容（誰と誰が，いつ，何について話したのか）
・患者や家族の発言（認識，意向，説明への反応，質問）
・結論（何が決まったのか，何が決まっていないのか）

3. 重要な決定事項は関係者に直接伝える

・話し合いの結果を関係各所に迅速・確実に伝えるには，電話などで直接伝
えるのが一番だし丁寧．カルテ記載だけだと読まれないことがある．

STEP-5 **事前意思**

・患者が意思決定困難となった場合の対応を事前に話し合う意義は…
　①患者：もし意思決定を行えなくなっても，自分の意向を示せる
　②家族など：代理意思決定で患者の意向を推定する根拠となる
　③医療者：たとえば主治医らが不在のときに患者が急変しても，当直医ら
　　　　　　が治療の経緯や患者の意向に沿った対応ができる
・事前意思の示し方には，大きく分けて二つの方法がある．
　①具体的な事前意思：医療行為などについて具体的な意向を示しておく
　②包括的な事前意思：大まかな方針や価値観・好みだけを共有しておく

1. 具体的な事前意思（表4）

表4 具体的な事前意思の代表例

	主な内容
リビングウィル	医療行為などに関する患者本人の意向
DNAR	心肺蘇生を行わないという指示
AD（事前指示）	医療行為全般に関する指示，代理意思決定者の指名
POLST	生命維持治療に関する具体的な指示

❶ リビングウィル

- 医療行為などについての意向を患者本人が記した文書．医療者と話し合って作成したものでない場合，これを基に改めて話し合う必要がある．

❷ DNAR（Do Not Attempt Resuscitation）

- 「心肺停止時に心肺蘇生を行わないでほしい」という患者の希望に基づく指示．心肺蘇生以外の治療行為（輸血，昇圧剤）を行うかどうかまで決めるものではない．「No CPR」など別の表現もある．

❸ AD（Advance Directive＝事前指示）

- 心肺蘇生だけでなく医療行為全般について，患者の意向を前もって確認して決めておくこと．具体的に「これはする」「あれはしない」と決める場合もあれば，代理意思決定者を指名するだけに留める場合もある．

❹ POLST（Physician Orders for Life Sustaining Treatment）

- 患者との話し合いを基に，生命維持治療について医師が事前に出す具体的な指示．実効性が高いが，患者の意向とズレていないか要注意．

> **POINT** どんな形式であれ，意向は変わる可能性がある，という前提を忘れてはいけない．時間が経って状況が変わると意向も変化しうるので，誰と誰が，いつ，どのような経緯で決めたことなのかは必ず記録する．

2. 包括的な事前意思

❶ ACP（Advance Care Planning）

⇒次頁以降で詳しく解説.

2. ACP（Advance Care Planning）

ACPの概念を理解する

- ACPの定義は以下の通り〔欧州緩和ケア学会（EAPC）による定義[1]〕.

> （ACPとは）意思決定能力をもつ個人がそれぞれの価値観をもち，重篤な疾患の意味や結果を考え，将来の治療やケアの目標や意向を明確にし，家族や医療従事者と話し合うことを可能にするもの.

> **NG!** あくまで自発的に行うべきもので，強制してはいけない！

表1 ADとACPの違い

	AD（Advance Directive）	ACP
目的	終末期などの**具体的な対応を決めること**	患者の目標や意向を家族等や医療従事者が共有し，**信頼関係や相互理解を深めること**
急変時の対応	ADの指示内容に基づいて行動する	患者の目標や意向に沿って，どう対応するかその都度検討
特徴	具体的な方がわかりやすい反面，**先のことを正確に予測するのは難しい**し，具体的なイメージがもてないまま対応を決めると，**いざというとき意向が変わる可能性がある**	患者の目標や意向を十分共有できていれば，**状況に応じて柔軟な話し合いができる**. ただ，状況の変化に応じて繰り返し話し合う必要があるので，**時間や手間はかかる**

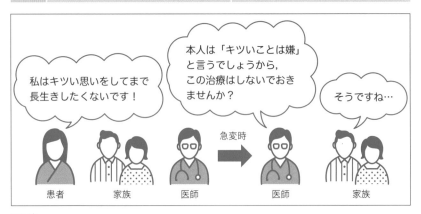

図1 ACPのイメージ

---

1) Rietjens JAC, et al：Lancet Oncol **18**：e543-e551, 2017

ACPの誤解やNG例

- 日本では2010年代後半に"ACP"という言葉が一気に知られるようになったが，言葉が独り歩きして下記のような誤解・誤用が散見される．

〈誤解①〉終末期の対応を決めることを「ACP」と呼ぶ．

⇒それはAD．**ACPは患者と対話して意向を共有すること自体を重要とし，何かを決めるかどうかは問わない**．話す内容も，医療行為をする・しないという話より，患者が気がかりなことや話したいことを優先する．

〈誤解②〉家族と医療者だけでACPを行おうとする．

⇒ACPの目的はあくまで患者本人の意向の共有であり，**本人不在の話し合いをACPとは呼ばない**．

〈誤解③〉意向の確認のための用紙を手渡すだけで，説明や話し合いをしない．

⇒**話し合うプロセスがなければACPではない**．説明もなく急に「心肺蘇生を希望しますか？」とアンケートを取られたらモヤモヤしそう．

〈誤解④〉「ACPは大事！」と考えて，ルーティンでACPを行おうとする．

⇒終末期を想定した話し合いをすることで負担や不安を感じる人も少なからずいる．**大事なことではあるが，押し付けにならないように**．

- ACPは「もし意思決定困難になっても患者の意向が尊重されるようにする」ための保険のようなもので，意思決定支援の方法の一つに過ぎない．

> **NG!** ACPは必須ではないので「患者が望んでいるか？」「患者のためになっているか？」ということに注意しながら行う．

TIPS　「患者の意向通り」にすれば良いか？

　TAILORED研究[2]というがんやALSの患者を対象にした調査では，終末期の対応について，半数以上の患者が「自分の事前意思だけでなく，家族らの判断も取り入れて，バランスのとれた代理意思決定をしてほしい」と希望していた．

　患者自身の意向を尊重することはもちろん重要だが，患者自身が「最終的には家族や医療者に判断してもらって良い」「委ねたい」と思っていることもある，ということは念頭に置いておく必要がある．

2）Sulmasy DP, et al：J Pain Symptom Manage **54**：455-465, 2017

ACP を実践する

1. 何を話し合うか?

> (POINT) ACP を通して共有したい主な内容は以下の通り.
>
> ①認識(自分の病気や今後の見通しをどう考えているか)
>
> ②目標や期待(どうなりたいか)
>
> ③意向(何をしたいか/してほしいか/してほしくないか)
>
> ④価値観(大切に思っているもの・考え方)
>
> ⑤頼りにしているのは誰か,など.

2. 誰が話し合うか?

> (POINT) 必ずしも「話し合い」の形でなくても良く,各職種が普段の関わりの中で知った患者の意向等をカルテやカンファレンスで共有しても良い.

3. いつ,どのように話し合うか?

❶ 疾患や周囲の状況が変わったときに行う

- 治療の開始時/中止時,入院時/退院時,大事な病状説明の際など,大きなイベントが起こったときに患者の意向や考えを尋ね,共有する.

❷ 患者が希望したときに行う

- 患者が「先のことについて話したい」と思ったら絶好のタイミング.患者が気がかりな内容を中心に話しながら,可能であれば医療者の立場から確認しておきたいこと(治療の選好など)を尋ねてみる.

❸ タイミングを決めて定期的に行う

- 上記①,②のような機会がない場合,1年に1回などタイミングを決めて,病状の認識や将来についての考えを確認する方法もある.

❹ 日頃から行う

- 普段の何気ない会話の中にこそ,本当の気持ちや価値観,気がかりなことなどの情報(= ACP のカケラ)が紛れていることは多い.そのことを各職種が意識して,カルテなどに記載し,情報共有できるようにすると意思決定のヒントになる.

  例)カルテの重要な部分の文字色を変える,検索できるよう目印をつける

緩和ケア格言④「最善を期待しつつ，最悪に備える」

　ACPだけでなく意思決定支援のあらゆる場面，さらに言えば患者や家族と話すときには常に，私はこの格言を念頭に置いています．

　奇跡のような"最善の可能性"にしか目を向けないというのも良くありませんが，"最悪の可能性"にばかり目を向けさせると，患者や家族の気持ちは不安やつらさでいっぱいになってしまいます．

　希望を持ち続けることと，つらい現実に備えることは両立できるはずです．「良くない可能性への備えもしつつ，良い可能性に期待しましょう」と話すと，患者の不安そうな表情が少しでも和らぐかもしれません．

〈「最善を期待しつつ，最悪に備える」話し方の例〉

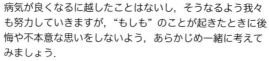

病気が良くなるに越したことはないし，そうなるよう我々も努力していきますが，"もしも"のことが起きたときに後悔や不本意な思いをしないよう，あらかじめ一緒に考えてみましょう．
万が一に備えた話をしておくと，かえって安心するということもよくありますよ．

医療者

3. 臨床倫理

臨床倫理って何？

> **POINT** 医療現場では常に「最善の医療」が求められるが，「何を最善と思うか」という倫理観は人によって異なる．医療者がしばしば臨床で経験する「医学的判断だけで解決しないモヤモヤや意見のズレ」は，そういった倫理的葛藤から生じることが多い．

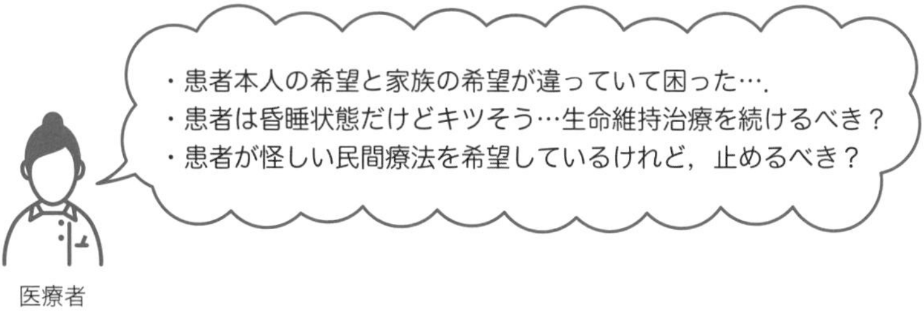

・患者本人の希望と家族の希望が違っていて困った….
・患者は昏睡状態だけどキツそう…生命維持治療を続けるべき？
・患者が怪しい民間療法を希望しているけれど，止めるべき？

医療者

図1 臨床における倫理的葛藤の例

> **POINT** 臨床倫理とは，倫理的葛藤について各々の価値観を尊重しながら，最善の対応を模索していく取り組み[1]．

⇒何が「最善」かは答えが出ないことも多いが，せめて誰かの「独善」にならないよう気を付けつつ，皆で話し合いながら前に進もう，という考え方．裁判のように善悪を評価するものではない．

• 臨床倫理カンファレンス：次頁に示すような手順で，臨床倫理の視点から対応を話し合うこと．できるだけ多職種で行うことが望ましい．今後に活かすために過去の事例を振り返っても良いが，「反省会」や「吊るし上げ」にならないよう建設的な話し合いを心がける．

• 臨床倫理コンサルテーション：臨床倫理の専門家を含む多職種のチームが現場の倫理的葛藤について相談を受けて話し合い，アドバイスを行う．臨床倫理の専門家がいない場合は，近隣の医療機関や大学などと連携し，相談できる体制づくりをすることも重要．

1) 白浜雅司：緩和医療学 **3**：3-12, 2001

臨床倫理を4ステップで実践する

STEP-1 倫理的葛藤に気付く

POINT 医学的判断だけで解決しない「どうしたら良いんだろう…」というモヤモヤを感じたら，以下の4つの視点から状況を見つめ直す.

①医学的適応：患者の病状，今後の見通し・目標，治療の選択肢など

②患者の意向：患者の意思決定能力，患者は何を望んでいるかなど

③周囲の状況：家族などの意向，患者背景，医療者側の都合など

④QOL：何が患者のQOLを上げる（下げる）のかなど

- 患者を取り巻く状況に何らかの対立や問題（倫理的葛藤）があることに気付いたら，無理に一人で解決しようとせず周囲に相談し，臨床倫理カンファレンスの開催を検討する.
- モヤモヤをスルーせず，「倫理的検討が必要かも」と気付くことが重要.

STEP-2 分析する

- 複数のスタッフ（できれば多職種）で意見を出し合い，まずは STEP-1 の4つの視点について4分割表[2]を用いて情報を整理する.

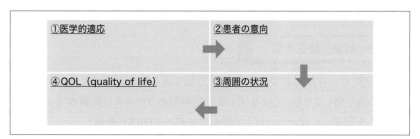

図2 Jonsenらの4分割表

事例について①〜④の枠に順番に事実や不明な点を書き込んでいく.
複数の枠に関わる情報は，そのまま複数の枠に書いて良い．どの枠に入れたら良いかわからない情報は，ひとまず③に入れる.

2) Jonsen AR, et al：Clinical Ethics：A Practical Approach to Ethical Decisions in Clinical Medicine, 9th ed, McGaw Hill, New York, 2021

NG! 4分割表を埋めることが目的だと誤解しないように！　あくまで情報を整理するための表なので，埋めながら以下のような点を検討していく．

1) 何がわかっているのか：表を埋めながら情報の共有・確認を行う
2) 何がわかっていないのか：埋まらない枠があれば，情報収集が必要
3) 何が問題なのか：何と何が対立しているのかなど，問題点を整理する
4) 何ができるのか：優先度が高いこと，実行できそうなことを判別

STEP-3 　対応する

POINT 分析する中で気付いた「わかっていないこと」について情報収集する．新たな情報を得るだけで解決する問題も少なくない．

例）認知症の患者への治療に関して家族の意見が分かれていたが，患者の意向を確認していなかったことに気付いて改めて患者本人に尋ねると，明確に意向を述べたので家族全員が納得した

POINT 意見や立場が対立したとしても，各々が共通する部分を探ることで妥協点が見つかることもある．

例）患者が標準治療を拒否していたが，理由をよく聞くと「苦しい思いをしたくない」とのことだった．医療者側も病気の進行によって苦しんでほしくないと思っていることを伝え，適切な緩和ケアを受けながら無理のない範囲で治療を行う選択肢を提案した

• 対応が難しいと感じた場合は，院内外の臨床倫理の専門家に相談する．

STEP-4 　評価・修正する

POINT 行った対応について多職種で振り返る機会があると良いが，結果の良し悪しよりも，ひとまず「倫理的検討のプロセスに問題がなかったか」を評価して次につなげる（理由は次頁の「TIPS」参照）．

• 倫理的問題に100点の解決策が見つかることはまれ．
• 改善すべき点を挙げることも必要だが，部分的にでも良かった部分，解決した部分があれば，ポジティブに評価することも重要．
• モヤモヤ（倫理的葛藤）を周囲に相談できる環境づくりも重要．

TIPS　　手続的正義と臨床倫理

　医療は不確実性が高く，多くの場合"やり直し"がきかない．どうすることが倫理的に正しかったのかは，後から振り返っても検証のしようがないこともある．そのため，結果の良し悪しは別としてプロセス（手続き）が適切であったか否かを重視する**「手続的正義」**という考え方が生まれた．

　例えば「人工呼吸器を外す行為」は，一人の医療者が独断で行ったら倫理的にも法的にもNGだが，そこに至るプロセスが適切であれば倫理的に許容されるし，日本でも実際に行われている．

　つまり「何が最善か」は評価が難しいため「最善を目指して努力した」ことを評価基準とするのである．紹介した臨床倫理の4ステップは，まさに「最善を目指して努力する」プロセスの一例だと言える．

---- **WORK** ----

仮想症例で総復習！

> **症例** 患者は85歳男性のＣ氏．独居で，近隣に住む次女の支援を受けつつ生活していたが，多数の既往疾患があり，徐々にADLの低下がみられていた．
> ある日，Ｃ氏は脳梗塞を発症し入院．会話や経口摂取が困難となったため，胃ろうを造設するかどうかを検討している．
> 次女は「本人は以前『無理をして長生きしたくない』と言っていたので，胃ろうは作らないでほしい」と希望．一方，遠方に住む長女は「栄養がとれないと死んでしまう．胃ろうを作ってほしい」と希望している．

まずQ1，2について自分で考えてみて，A1，2の解答例を確認しましょう．

Q1 Ｃ氏の状況を臨床倫理の４分割表を用いて整理し，分析してください．

Q2 現時点で，どのような対応が行えるでしょうか？

A1 ４分割表に現在わかっていることをまとめると，以下のようになる．
対立しているのは長女と次女の意向．胃ろう造設によってどの程度の予後改善が望めるのか，嚥下リハビリなど他の手段は検討されているのか，Ｃ氏は全く意思表示ができないのかなど，不明な点が多い．

●3章-3（p.45）参照

①医学的適応	②患者の意向
・脳梗塞後で経口摂取困難 ・胃ろう造設を行うか検討中 ・多数の既往疾患あり，ADL低下	・会話は困難な状態 ・以前『無理をして長生きしたくない』と言っていた？
④QOL（quality of life）	③周囲の状況
・胃ろう造設が本人のQOLを上げるか下げるかは不明	・次女：胃ろうは希望せず ・長女：胃ろうを希望している

A2 以下のように，改めて意思決定支援のプロセスを見直す必要がある．
①現状の整理・選択肢の検討：胃ろう造設がＣ氏にもたらすメリット・デメリットを再考．他の選択肢についても十分検討する．
②意思決定能力の評価：YES/NOなど簡単な意思疎通も困難か再確認．
③説明・話し合い：長女・次女の意向の理由を確認しつつ，Ｃ氏ならどう考えるか，何がＣ氏にとって最善かを協議する． ●3章-1（p.34）参照

4章　症状緩和

A　痛み

B　呼吸器症状

C　消化器症状

D　その他の身体症状

E　精神症状

連携 web サイトは
こちらから

1. 症状アセスメント

症状の原因検索

- どんな症状も原因検索が重要だが，例えば，がん患者が痛みを訴えると「がんによる痛みだろう」と思い込んでしまいがち.

> **POINT** どの症状も，以下のように複数の可能性を考えて鑑別する.
> ①疾患そのものによる症状
> ②疾患の治療（手術・薬剤・放射線など）による症状
> ③疾患と関係ない（別の疾患・病態による）症状

> **POINT** 疾患の治癒ではなく症状緩和を目標とする場合は，患者の負担となりうる検査や治療は避けて対症療法に徹した方が良いこともある.
> 患者や家族，他領域の専門家・他職種と相談しながら診察，検査を行う.

問診（痛みの場合）

- 問診は低侵襲かつ簡便に多くの情報を得られる，アセスメントの基本.
- ここでは一例として，痛みを例に問診のポイントを紹介する（※筆者は各ポイントの頭文字をとって"緩和ケア版OPQRST法"と呼んでいる）.

1. O：onset ～いつ痛むか・増悪するか～

> **POINT** いつから，どのような時間経過で痛みが出現・増悪したか．どんなときに痛いと感じるか（常時？ 動作時？ 特定の時間帯？）尋ねる.

- いつも痛い，鎮痛薬の効果が切れるとすぐ痛くなる＝**持続痛**
  ⇒対応：効果持続時間が長い薬（＝**ベース**）を定期内服.
- （誘因の有無に関わらず）一過性に痛みが増強する＝**突出痛**
  ⇒対応：痛みの増強時に，効果発現が速い薬（＝**レスキュー**）を頓用.

2. P：position ～どこが痛むか～

- 痛みの局在（場所・範囲，痛みの最強点，体表か深部か）を問診.
  ※痛みが複数箇所にある場合は，なるべく個別に評価して対応. それが難しい場合は，最も痛みで困っている場所を尋ねて重点的に対応.
- 画像検査などで，痛みの局在に一致した異常を認めるかどうか確認する.

3. Q：quality ～どのように痛むか～

- 痛みは以下のように分類される[1]. それぞれの特徴は**表1**の通り.
  ①**侵害受容性疼痛**：組織損傷の刺激が痛みの神経経路を通って伝わる痛み.
  体性痛（骨，筋，皮膚などの痛み）と**内臓痛**に分類.
  ②**神経障害性疼痛**：痛みを伝える神経経路そのものの損傷による痛み.
  ③**痛覚変調性疼痛**：①でも②でもない，痛みの感じ方の異常.
  ④**混合痛**：上記のような痛みが混ざった状態. がん患者に多くみられる.

表1 痛みの分類と特徴

分類		特徴
侵害受容性疼痛	内臓痛	• ズーンとした鈍い痛み，持続することが多い • 痛みの最強点がハッキリしない
	体性痛	• ズキズキする鋭い痛み，体動時に悪化しやすい • 痛みの最強点がハッキリしている
神経障害性疼痛		• ビリビリ・チクチクする，しびれた痛み • 四肢末梢優位または神経支配域に一致している ※障害部位が末梢神経か中枢神経かで異なる
痛覚変調性疼痛		• 他の痛みの特徴に一致しない • 心理的な影響が強いことが多い

4. R：restriction ～どう困るか（日常生活の何が制限されるか）～

- 痛みをゼロにすることを目標にすると，鎮痛薬が大量に必要になりうる.

> **POINT** 痛みが日常生活に与える影響を確認し，ひとまずその改善を目標とした方がベター. 患者本人とよく話し合って決めること.
> （例：夜眠れない，座って食事ができない，トイレまで歩けないなど）

---

1) Raja SN, et al：Pain **161**：1976-1982, 2020

5. S：severity 〜どれくらい痛いか〜

> (POINT) 下記のような自己評価指標を活用する．評価は主観なので，数値の大きさ以上に，時間経過や治療によって数値がどう変化するかが重要．

①NRS（Numerical Rating Scale）：痛みを0〜10までの11段階で評価（図1）

②VAS（Visual Analogue Scale）：痛みの強さを100 mmの定規で表す（図2）

③Face（Pain）Scale：6段階の表情で痛みを表す．小児も使用可（図3）

今の痛みを10点満点で
表してみてください．
痛みがなければ0，これ以上考
えられない痛みは10です．

痛みの程度がどの辺りか，指さしてもらう．

| | | | | | | | | | | |
|0|1|2|3|4|5|6|7|8|9|10|
痛みなし　　　　　　　　　　　　　　　　　　考えうる
　　　　　　　　　　　　　　　　　　　　最強の痛み

図1 NRS

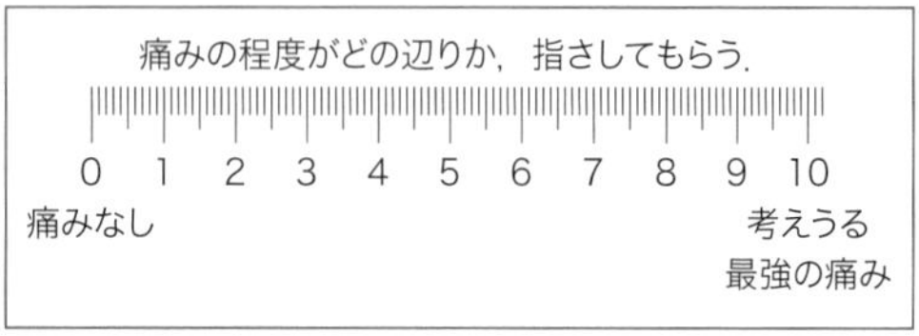

図2 VAS

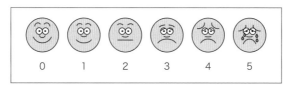

図3 Face（Pain）Scale

6. T：treatability 〜痛み治療の効果〜

• 使用中の鎮痛薬などの効果を判定する．鎮痛薬の使用前後で痛みの指標を比較するとわかりやすい．（例：使用前NRS 7/10 ⇒使用後NRS 3/10）

> NG! 効果がない（はっきりしない）鎮痛薬は，漫然と継続しない！

O：onset	いつ痛むか・増悪するか	〈痛みの質の評価〉
P：position	どこが痛むか	初診時や症状の変化が
Q：quality	どのように痛むか	みられたとき評価
R：restriction	どう困るか	〈痛みの程度の評価〉
S：severity	どれくらい痛いか	診察時や検温時など
T：treatability	痛み治療の効果	定期的に評価

図4 「緩和ケア版OPQRST法」のまとめ

TIPS 自記式疼痛記入表

　NRSなどを用いた痛みの評価は医療者にとってはわかりやすいが，患者からすると「いつも同じことを聞かれる…」と抵抗を感じることもある．

　そこで試してみたいのが，患者が自分でノートなどに痛みの記録をつける方法である．評価方法はNRSでも良いし，いつ鎮痛剤を飲んだか・それが効いたか/効かなかったか，だけの簡潔なものでも良い．

　すべての患者が実践できるわけではないが，できれば記録をつけることで，どのタイミングで痛みが増強しやすいのか，鎮痛剤の使い方が適切かなどが"見える化"できるし，自己コントロール感も増すと思われる．

身体診察

> (POINT) 身体診察を行うことは当然アセスメントとしても有用だが，診察を受けるだけで「ちゃんと診てもらった」という安心感を得られるという患者もいる．一方で「体がきついときに，あまり触られたくない」という患者もいるので，必ず声をかけながら，表情や様子を見ながら，丁寧に診察を行っていくことが重要．

- 痛みの診察：痛い場所の体表を観察し，患者の許可を得て触ってみる．
  - 例）体表に発赤や皮疹…帯状疱疹や蜂窩織炎，がんの皮膚転移などを疑う．
    患部を押しても痛くない…神経障害性疼痛や放散痛などの可能性を考慮．
    圧痛を伴う筋肉の硬結がある…筋膜性疼痛症候群の可能性を疑う．

検査

> NG! 検査が患者の負担となることもあるが，原因が判明すれば症状緩和につながることもあるので，「緩和だから…」と過度に検査を控えるのではなく，検査を行うメリット・デメリットをその都度検討する．

- 検査室への移動が負担となる場合は，なるべくベッドサイドで検査を行う．
- （一般的な）検査の負担　①軽度：尿検査，エコー，心電図
  　　　　　　　　　　　　②中等度：採血，X線，CT
  　　　　　　　　　　　　③高度：MRI，内視鏡検査

2. 鎮痛方法の選択

痛みの薬物療法（がんの場合）

- 主な鎮痛薬は，以下のように大別することができる．

①非オピオイド鎮痛薬：アセトアミノフェン，NSAIDs

②弱オピオイド鎮痛薬：トラマドール，コデイン，ブプレノルフィン

③強オピオイド鎮痛薬：モルヒネ，オキシコドン，ヒドロモルフォン

　　　　　　　　　　　フェンタニル，タペンタドール，（メサドン）

④鎮痛補助薬：プレガバリン，デュロキセチン，ステロイドなど

> **POINT**　かつては「WHOの三段階除痛ラダー」が有名だったが，以下のような理由から，近年はあまり重要視されなくなってきた[1]．

①少量から強オピオイドを開始すれば，副作用は弱オピオイドと同等

- 「強オピオイド＝副作用も強い」わけではないので，必ずしも非オピオイド⇒弱オピオイド⇒強オピオイドの順に使用しなくて良い．

②非オピオイド鎮痛薬と比べて，オピオイド鎮痛薬の方が"強い"，または"危険"というイメージをもたれて敬遠される可能性がある

- それぞれ異なる機序や副作用をもつ「全く別物」の薬剤なので，単純に"強弱"や"危険さ"は比較できない（**表1**）．

表1　鎮痛薬の比較

鎮痛薬	特に有効な痛み	主な副作用
非オピオイド鎮痛薬（NSAIDs）	体性痛	消化性潰瘍 腎障害 冠動脈疾患
弱オピオイド鎮痛薬 強オピオイド鎮痛薬	内臓痛，混合痛	便秘 悪心・嘔吐 眠気

1）WHO："WHO guidelines for the pharmacological and radiotherapeutic management of cancer pain in adults and adolescents"，2018

> (POINT) がんによる痛みは①混合痛が多い，②がんの進行とともに増強するという特徴がある．⇒混合痛に強く，（原則）上限なく増量できる強オピオイドの使用を積極的に検討する！

- オピオイドが効きにくい病態の痛みもあるため，非オピオイドや鎮痛補助薬も適宜併用を検討する．
- 状況に応じて，非オピオイドや弱オピオイドを単独で使用しても良いが，効果が不十分なら速やかに強オピオイドに切り替える！

がんの痛みに対する鎮痛薬の選び方[2]

- **軽度の痛み（痛みは感じるが，睡眠や日常生活動作への影響は少ない）**
  第一選択⇒**非オピオイド**
  ※痛みの原因・病態によっては鎮痛補助薬の使用も検討．
  改善不十分な場合⇒強オピオイド/弱オピオイドを追加，または変更．

- **中等度の痛み（痛みによって睡眠や日常生活動作が著明に制限される）**
  第一選択⇒**強オピオイド**
  ※状況に応じて，非オピオイド・弱オピオイドから始めても良い．
  改善不十分な場合⇒非オピオイドの場合，強オピオイドを追加・変更．
  　　　　　　　　弱オピオイドの場合，強オピオイドに変更．
  　　　　　　　　強オピオイドの場合，増量またはスイッチング[*]．

- **高度の痛み（痛みのことしか考えられないくらい痛い）**
  第一選択：**強オピオイド**
  ※迅速に痛みを改善させたい場合は持続静注か持続皮下注を検討．
  改善不十分な場合⇒増量またはスイッチング．
  　　　　　　　　体性痛ならば，非オピオイドを上乗せ．
  　　　　　　　　神経障害性疼痛ならば，鎮痛補助薬を上乗せ．

[*]オピオイドスイッチングに関しては4章-A-6（p.79）参照．

2) 日本緩和医療学会：がん疼痛の薬物療法に関するガイドライン（2020年版），金原出版，東京，2020

4章

症状緩和

A

痛み

痛みの薬物療法（非がんの場合）

- がん以外の疾患（非がん）の痛みには，強オピオイドは一部しか使えない.

> **POINT** ①がんの痛みと比べて，弱オピオイドの推奨度が増す！
>
> ②がんの痛みと比べて，原因検索・治療がより重要になる！

> **POINT** がん患者であっても，明らかに"がん以外の原因"で痛みが生じている場合は，まず「非がんの痛み」として対応する.

非がんの痛みに対する鎮痛薬の選び方

- 軽度の痛み（痛みは感じるが，睡眠や日常生活動作への影響は少ない）
  ⇒痛みの病態に合った薬剤を選択（**表2**）
- 中等度の痛み（痛みによって睡眠や日常生活動作が著明に制限される）
  ⇒病態に合った薬剤⇒効果不十分な場合は弱オピオイド使用を検討
- 高度の痛み（痛みのことしか考えられないくらい痛い）
  ⇒病態に合った薬剤⇒効果不十分な場合は強オピオイド使用を検討（**表3**）

表2 痛みの病態に応じた薬剤の選択

		薬剤の選択
侵害受容性疼痛	内臓痛	・胃痙攣，腸蠕動痛 ⇒ブチルスコポラミン
	体性痛	・筋，骨，皮膚の痛み 　⇒アセトアミノフェン，NSAIDs ・体表面の傷などの痛み ⇒リドカイン（塗布） ・筋膜性疼痛症候群 ⇒エペリゾン，湿布薬 ・有痛性筋攣縮（こむら返り）⇒芍薬甘草湯
神経障害性疼痛		・帯状疱疹後神経痛，末梢神経障害による痛み 　⇒プレガバリン，ミロガバリン， 　　デュロキセチン，トリプタノール
痛覚変調性疼痛		・不安や抑うつが関わっているとみられる痛み 　⇒抗不安薬，抗うつ薬

表3 非がんの痛みに使用できる強オピオイド

モルヒネ	モルヒネ塩酸塩の原末・錠剤・注射剤は，がん/非がんを問わず「激しい疼痛・咳嗽・下痢」に使用可能
オキシコドン	一部の乱用防止製剤*が非がんの慢性疼痛にも使用可能
フェンタニル	注射剤はがん/非がん問わず「激しい疼痛」に使用可能 一部の貼付剤*は非がんの慢性疼痛にも使用可能

＊非がんの慢性疼痛に処方するにはe-learningの受講を要する.

筋膜性疼痛症候群

　筋膜性疼痛症候群（myofascial pain syndrome：MPS）は（諸説あるが）筋膜やその周辺組織の異常による激しい痛み・しびれのことを指す.

　活動性の低下や何らかの身体症状によって局所の筋固縮や血流不全などが誘発されることが原因とされ，がんの痛みを有する患者の45～90%に生じうるとの報告もある[2)].

　エペリゾンなどによる薬物療法やマッサージ・ストレッチ・ベッドマット変更などのケアが有効な場合もあるが，**トリガーポイント注射**が有効なことも多いので，麻酔科医や整形外科医に相談してみると良い.

痛みの非薬物療法

1. 神経ブロック

- 適応：①薬物療法による鎮痛が不十分，②鎮痛薬の副作用が許容できない.
- 神経ブロックは全身状態が悪くなりすぎると実施できない. また，早期に実施した方が鎮痛効果が確実に（しかも長期間）得られる場合もある.

> **（POINT）** 神経ブロックは，必ずしも"最後の手段"ではない！

表4 積極的に神経ブロックを検討した方が良い痛みの例

痛み	神経ブロック	特徴
上腹部内臓（主に膵がん）の痛み	内臓神経ブロック（≒腹腔神経叢ブロック）	・効果発現が速く，神経破壊薬を使用すれば効果は数か月持続. 再施行も可能
骨盤内臓～会陰部の痛み	上下腹神経叢ブロック 不対神経節ブロック	・麻痺は生じない **なるべく早期に実施を検討！**
体幹部～下肢の難治性疼痛	予後週単位⇒持続硬膜外鎮痛 予後月単位 ⇒持続脊髄くも膜下鎮痛	・鎮痛薬を持続投与する必要があり，麻痺も生じうる **まずは他の鎮痛方法を検討！**

2. 緩和的放射線照射

- 適応：局所（骨・脳など）のがんによる**痛み・神経圧迫・出血**などに有効.
- 効果発現に2週間以上かかるが，一回線量が多いほど効果発現はやや速い.
- 単回照射でも分割照射でも，鎮痛効果や副作用の発現率は変わらない.

> **（POINT）** 予後数か月以内なら，多めの一回線量・少ない回数での照射がベター.（例：8 Gy/1回，20 Gy/5回）

2）Ishiki H, et al：J Bodyw Mov Ther **22**：328-332, 2018

3. 緩和的外科治療

- 適応：外科的な処置や手術によって痛みの原因が取り除ける場合.
  例）膿瘍⇒切開排膿, 腹水⇒腹腔穿刺, 骨折⇒内・外固定術　など

4. ケア

- **圧迫・緊張の緩和**：ベッドマット変更, 除圧・体交, マッサージ, リハビリ
- **固定**：骨折部位をネックカラー・バストバンド・三角巾などで固定
- **痛みを増強させる行動の回避**：起居動作や歩行動作などの見直し
- **温罨法, 冷罨法**：本人が心地良いと感じる温度で温める（または冷やす）
- **コミュニケーション**：悩みを聞く, 相談に乗る, 雑談する

Column 薬剤の皮下投与

　薬剤が内服困難なときはしばしば静脈内投与が選択されますが, 何度も刺しなおしたり, 点滴漏れを起こしたりといったトラブルがつきもので, 思った以上に患者に苦痛を与えてしまうことがあります.

　そこで考慮してほしいのが, 皮下投与（※細かく分けると「皮下注」「持続皮下注」「皮下点滴」の三つ）です. 静脈内投与と比較して, 以下のような利点があります.

　①**簡便**：静脈ルート確保のように失敗することはほとんどない.

　②**安全**：点滴漏れ, 事故抜去時の出血などのリスクが低い.

　③**快適**：静脈ルートは基本的に四肢に確保するため患者にとって邪魔になりやすいが, 患者の希望に応じて胸部・腹部にも留置可能.

- **刺入方法（図1）**：「皮下注」は, 皮膚をつまみ, 体表から30°ほど角度をつけて針を1cmほど刺し, 薬液を注入します.「持続皮下注」や「皮下点滴」も同じ要領で留置針（24〜26G）を刺し, 皮下に外筒を残して点滴などのルートとつなげれば完了です. **一度やってみれば簡単に習得できると思います.**
- **刺入部位（図2）**：平坦で四肢の動きを邪魔しにくい胸部や腹部がお勧め

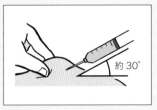

図1 刺入方法

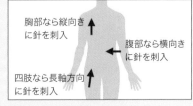

胸部なら縦向きに針を刺入

腹部なら横向きに針を刺入

四肢なら長軸方向に針を刺入

図2 刺入部位

です. 四肢であれば体幹に近い上腕や大腿部だと邪魔になりにくいと思います.
- **皮下注**：緩和ケアで用いる薬剤の多くが皮下注可能です.

> 【皮下注可能な薬剤】
> - オピオイド：モルヒネ, オキシコドン, フェンタニル　など
> - ステロイド：デキサメタゾン, ベタメタゾン
> - 抗菌薬：セフトリアキソン（※βラクタム系は基本OK）
> - その他：ミダゾラム, ハロペリドール, メトクロプラミド, ブチルスコポラミン, フロセミド, ヘパリン　など

- **持続皮下注**：オピオイドなどの薬剤は, 持続皮下注することで安定した効果を得られ, 早送りすることで一時的に効果を高めることもできます.
  持続精密投与が可能で, PCA（patient controlled analgesia＝患者が自分でボタンを押すと薬液の早送りができる）機能がついた小型シリンジポンプやリザーバー型ポンプなどを用いるのが一般的です. 薬剤が安定かつ確実に吸収されるよう, 流量は1 mL/時以下に設定します.
  刺し替えの頻度は, 刺入部の発赤・腫脹・痛みなどの異常がなければ, 週に1〜2回でOKです.
- **シリンジポンプ（例：テルフュージョン® 小型シリンジポンプ）（図3）**
  5 mL, 10 mLシリンジ用の小型シリンジポンプは, 流量が0.05 mL/時刻みで設定でき, 持続皮下注に向いています.
  ⇒入院中にオピオイドの持続皮下注を開始・調整するときに特に有用.

> (POINT) 0.4 mL/時で投与すると, 24時間で9.6 mL＝ほぼ10 mLシリンジ1本分の薬液を使い切る. これを基準に薬液の組成と流量を調整.

処方例）1%モルヒネ注を1日50 mg程度投与したい
　　　　⇒1%モルヒネ注10 mL（100mg）　0.2 mL/時で投与
　　　　＝4.8 mL/日＝（1 mLあたり10 mgなので）48 mg/日
　　　　痛いときは1時間量（0.2 mL）早送り, 30分あけて反復可

- **リザーバー型ポンプ（例：CADD-Solis™ポンプ）（図4）**
  高用量（50 mL, 100 mL, 250 mL）のリザーバーに薬液を充填する.
  ⇒交換頻度が少なくて済むので, 在宅医療で特に有用.

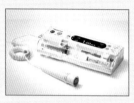
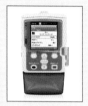

図3 ▷ 小型シリンジポンプ　　**図4 ▷ CADD-Solis™ポンプ**

- **皮下点滴**：詳細は5章−2「終末期の輸液（栄養）」（p.154）参照.

3. オピオイド以外の鎮痛薬

非オピオイド鎮痛薬

- 狭義の鎮痛薬はオピオイド以外だとNSAIDsとアセトアミノフェンの2つ. どちらにも共通する特徴は, ①呼吸・循環・意識レベルへの影響が少ない, ②オピオイド鎮痛薬と併用すると鎮痛の相乗効果が期待できる, という点.

1. NSAIDs（非ステロイド性抗炎症薬）

> **POINT** 特に炎症による痛みには鎮痛効果が高い. 一方で重篤な副作用も生じうる（※三大副作用：消化性潰瘍, 腎障害, 冠動脈疾患）.

- 消化性潰瘍：ステロイドや抗凝固薬と併用するとリスクがさらに増す.
  ⇒対策：制酸薬（PPIなど）を併用. セレコキシブを選択.
- 腎障害：eGFR 30未満は投与禁忌. eGFR 30 〜 59なら慎重投与[1].

> **POINT** 作用時間と剤型で使い分ける. 短時間作用型は鎮痛効果を実感しやすく, 頓用薬としても有用. 一方で副作用の発現リスクがやや高い.

表1 NSAIDsの使い分け

	薬剤名	剤型	特徴
短時間作用型 （1日3回使用）	ロキソプロフェン （ロキソニン®）	内服薬	鎮痛効果が速くて強い
	ジクロフェナク （ボルタレン®）	内服薬 坐薬	鎮痛効果が速くて強い 副作用がやや多い
	フルルビプロフェン （ロピオン®）	注射薬	鎮痛効果が速くて強い 内服困難でも使用できる
中時間作用 （1日2回使用）	ナプロキセン （ナイキサン®）	内服薬	冠動脈疾患リスクが低い
	セレコキシブ （セレコックス®）	内服薬	COX-2選択的阻害薬 消化性潰瘍リスクが低い
長時間作用 （1日1回使用）	ジクロフェナク （ジクトル®テープ）	貼付剤	持続的な効果が得られる 内服困難でも使用できる

---

1) 薬剤性腎障害の診療ガイドライン作成委員会：薬剤性腎障害診療ガイドライン2016. 日腎会誌 **58**：477-555, 2016

- 主なNSAIDsの処方例は以下の通り.

> **💊 処方例**
>
> - ロキソプロフェン (ロキソニン®) 60 mg　1回1錠　1日3回 毎食後 または頓服 (6時間以上あけて, 1日3回まで)
> - フルルビプロフェン (ロピオン®) 50 mg1A ＋生食50 〜 100 mL 15分かけて静注 (6時間以上あけて, 1日3回まで)
> - セレコキシブ (セレコックス®) 100 mg　1回1錠　1日2回 朝夕食後

2. アセトアミノフェン

- NSAIDsと同じく解熱・鎮痛作用をもつが, 別物と考えた方が良い.

> **POINT** 一回使用量が重要. 解熱効果は低用量でも得られるが, 鎮痛効果は高用量 (概ね10 mg/kg/回以上) でないと得られない.
>
> ⇒「アセトアミノフェンは効かない」と思い込まず, まず増量してみる!

> **POINT** 副作用が少ないため, 小児, 高齢者, 妊婦, 消化性潰瘍リスクや腎機能低下のみられる患者にも概ね安全に使用できる.

- 使用上限量は1,000 mg/回 (4,000 mg/日). ただし, 肝硬変患者や大酒家だと上限量以下の使用でも肝障害をきたしうるので, 肝機能を適宜確認.

  ※体重50 kg未満：上限量は15 mg/kg/回 (60 mg/kg/日).

  　乳児・2歳未満の幼児：上限量は7.5 mg/kg/回 (30 mg/kg/日).

- 内服：内服可能な場合は第一選択だが, 錠剤が大きく, やや飲みにくい.

> **💊 処方例**　・アセトアミノフェン (カロナール®) 500 mg　1回1〜2錠 1日4回内服, または頓服 (4時間以上あけて, 1日4回まで)

- 坐剤：高用量投与が難しいので, 小児や小柄な高齢者向け.

> **💊 処方例**　・アセトアミノフェン (アンヒバ®) 坐剤200 mg　1回1〜2個 疼痛時 挿肛 (4時間以上あけて, 1日4回まで)

- 静注：最高血中濃度が高くなりやすいため, 鎮痛効果を得やすい.

  　適応外使用ではあるが, 静注と同じ用法用量で皮下注も可能.

> **💊 処方例**　・アセトアミノフェン (アセリオ®) 静注液1,000 mg 15分かけて静注または皮下注 (4時間以上あけて, 1日4回まで)

4章

症状緩和

A

痛み

鎮痛補助薬

- 鎮痛補助薬：鎮痛以外の目的で開発されたが鎮痛効果をもつ薬剤の総称.

1. 神経障害性疼痛

> **POINT** 主に末梢神経障害による痛みに対しては，下記薬剤を使用.
> ⇒帯状疱疹後神経痛や，糖尿病性神経障害による痛みには第一選択と
> なる.

- プレガバリン，ミロガバリン：眠気・ふらつきの副作用が多いため，転倒
には要注意. 低用量で開始して数日ごとに慎重に漸増する.
- デュロキセチン：効果発現に一週間ほどかかるので，慢性経過の神経障害
性痛に対して選択する. 高度腎機能障害（eGFR 30未満）では使用禁忌.

> **POINT** がんの脊椎転移などによる痛みは，シンプルな末梢神経障害の
> 痛みとは異なるため，まずはオピオイド鎮痛薬の使用が推奨される.

🔖 処方例

- プレガバリン（リリカ®）錠25 mg　1回1〜2錠　1日1回 夕食後
  増量時：2〜3日以上あけて，1日量を25〜50 mgずつ増量
- ミロガバリン（タリージェ®）錠2.5〜5 mg　1回1錠　1日1回 夕食後
  増量時：2〜3日以上あけて，1日量を2.5〜5 mgずつ増量
- デュロキセチン（サインバルタ®）カプセル20 mg　1回1個　1日1回
  増量時：1週間以上あけて，20 mgずつ増量（上限60 mg/日）

---

2. 痛覚変調性疼痛

- 痛覚変調性疼痛は診断や対応が難しく，患者が痛みを訴えても「気のせ
い」や「精神的なもの」と言われ，安易に精神科を紹介されてしまいがち.

> **POINT** 身体所見や画像で異常がなくても，痛みは生じうると認識するこ
> とが重要. ⇒まずは痛みの訴えを否定せず認めることが第一歩となる！

- 慢性的な痛覚変調性疼痛は，ペインクリニック受診を検討.

> **POINT** 強い痛みの訴えとともに不安発作やパニックがみられ，鎮痛薬
> で十分改善しない場合は，抗不安薬や抗うつ薬の併用を検討する.

- アルプラゾラム：抗不安薬. 効果発現が速く，抗うつ効果あり.

・エスシタロプラム：抗うつ薬．抗不安薬が効くなら定期内服を検討する．

> 📝 **処方例**
>
> ・アルプラゾラム（コンスタン®）0.4 mg　1回0.5〜1錠
> 　　疼痛＋不安時 頓服（4時間以上あけて，1日3回まで）
> ・エスシタロプラム（レクサプロ®）10 mg　1回1錠　1日1回 夕食後

▶4章E-2「不安・抑うつ」（p.138）で詳しく解説

3. 胃痙攣・腸蠕動亢進による痛み

・消化管の過活動や蠕動亢進は，抗コリン薬で抑制する．

> 📝 **処方例**
>
> ・ブチルスコポラミン（ブスコパン®）錠10 mg　1回1〜2錠　頓服
> ・ブチルスコポラミン（ブスコパン®）注20 mg　1回0.5〜1A
> 　　疼痛時　静注または皮下注または筋注

4. がんの骨転移による痛み

・単剤での鎮痛効果はほぼないが，痛みの悪化や麻痺などの随伴症状を抑制．

> 📝 **処方例**
>
> ・ステロイド　▶4章D-1（p.120）参照
> ・ゾレドロン酸（ゾメタ®）4 mg＋5%ブドウ糖100mL　15分かけて点滴
> 　静注
> 　　またはデノスマブ（ランマーク®）120 mg 皮下注　4週ごとに投与

TIPS　複数の鎮痛薬，どう併用する？

　安易に複数の鎮痛薬を併用すると，何を増量したり中止したりすべきか混乱してしまうので，筆者は以下のような基本方針に従っている．
①まずは使用中の鎮痛薬を十分な量まで増量する
　・アセトアミノフェンやNSAIDsの場合，上限量まで増量．
　・オピオイドの場合，眠気などの副作用が許容できる範囲で増量．
　・プレガバリンの場合，副作用が許容できれば150 mg/日まで増量．
②上記①で痛みが十分改善しなければ別機序の薬を開始する
　・NSAIDs同士やプレガバリンとミロガバリンなど，同機序の薬は避ける．
③効果がはっきりしない薬剤は思い切って減量・中止する
　・はっきり効果があれば併用しても良いが，なければ潔くやめる．
④複数の薬を同時に開始・増量せず，各々効果判定してから次に進む
　・一つの薬剤を開始・増量したら，2〜3日は効果・副作用を観察する．

4. オピオイドを選択する

弱オピオイド

- 弱オピオイドは強オピオイドと比較して，以下のような特徴がある．
  ①がんに限らず，様々な疾患の痛みに使用可能
  ②（一部を除いて）医療用麻薬ではないため処方のハードルが低い
  ③天井効果や副作用など様々な理由で，使用量の上限がある
  ④鎮痛効果は強オピオイドと同等〜弱め，副作用は強オピオイドと同等
  ⑤小児への使用は推奨されていない

> **POINT** 非がんの痛みには有用．がんの痛みには理由がない限りあまり使用されず，使用する場合も無効時は速やかに強オピオイドに変更．

1. トラマドール

- 特徴：セロトニン・ノルアドレナリン再取り込み阻害作用があり，神経障害性疼痛にも有用．使用上限は400 mg/日．

〈良い適応〉①非がんの痛み
　　　　　　②何らかの理由で医療用麻薬が使えない，がんの痛み

- 短時間作用型（トラマール®）：効果発現はゆっくりめで1〜2時間かかるが，ベースとしてもレスキューとしても使用できる．
- 長時間作用型（ワントラム®）：1日1回で24時間効果が続く点が便利．
- 合剤（トラムセット®）：トラマドール37.5 mg＋アセトアミノフェン325 mgの合剤．適応は「非がん性慢性疼痛」なので，がんの痛みは適応外．

> 🖊 **処方例**（※トラマドールが合計400 mg/日を超えないように処方！）
>
> ①トラマール®錠25 mg　1回1〜2錠　疼痛時　2時間以上あけて
> ②トラムセット®配合錠1回1〜2錠　疼痛時　2時間以上あけて
> （⇒①②いずれかで効果があれば，③の追加を検討する）
> ③ワントラム®錠100 mg　1回1錠　1日1回　夕食後

2. コデイン

- 特徴：CYP2D6によって代謝され，体内でモルヒネに変換される．
  ⇒モルヒネ同様，咳嗽や呼吸困難に効果を発揮するが，副作用も多い．
〈良い適応〉主に鎮咳薬として使用する．
- 注意点：コデイン5 mg錠，1%コデイン散は医療用麻薬ではないが，**コデイン20 mg錠，10%コデイン散は医療用麻薬に指定されている**．

> 🖊 **処方例**　・1%リン酸コデイン散2 g（コデイン20 mg相当）
> 　　1日3〜6回定期内服　または　咳嗽時頓用

Column　医療用麻薬って何？

　よく誤解されますが，**オピオイド鎮痛薬＝医療用麻薬ではありません！**「麻薬及び向精神薬取締法」で "麻薬" と指定された薬品のうち，医師による処方が許可されているものを医療用麻薬と呼ぶ一方，オピオイド鎮痛薬とは，オピオイド受容体に作用する鎮痛薬のことを指します．

　例えばトラマドールはオピオイド鎮痛薬ですが医療用麻薬ではないし，ケタミンは医療用麻薬ですがオピオイド鎮痛薬ではありません．

　また，コデイン20 mg錠を1錠飲むのと，1%リン酸コデイン散を2 g飲むのとでは，成分量は一緒なのに前者だけが医療用麻薬です．つまり麻薬か否かは，薬の効果や副作用の強さとイコールではないと言えます．

3. ブプレノルフィン，ペンタゾシン

- 特徴：いずれも μ オピオイド受容体の拮抗薬あるいは部分作動薬
  （※ペンタゾシンは κ オピオイド受容体の作動薬でもある）
  ⇒増量していっても効果に上限がある（＝天井効果）
  　他のオピオイド鎮痛薬と併用すると効果を打ち消すことがある
〈良い適応〉緩和ケアで使う機会は，ほぼない．特にがんの痛みには，まず使わない．ペンタゾシンは依存性が問題となるため極力使わない．
　　※ブプレノルフィンの貼付剤は比較的安全に長期使用可能だが，"安定している非がんの慢性疼痛" が適応で，がんの痛みは適応外．処方するにはe-learningを受講する必要がある．

強オピオイド

> **(POINT)** 強オピオイドは，"剤型"選びが最も重要！

STEP-1 剤型（投与経路）を選択する

> **(POINT)** 強オピオイドは，①徐放製剤と速放製剤の組み合わせ，または
> ②注射剤の持続投与（主に持続皮下注）が処方の基本形.

- 徐放製剤（ベース）：1日1〜2回の定期使用でほぼ24時間効果が持続.
- 速放製剤（レスキュー）：痛いときに頓用. 概ね1時間以内に効果発現.

表1 主な強オピオイドの剤型と分類

	徐放製剤（ベース）	速放製剤（レスキュー）
内服薬	・モルヒネ徐放細粒（モルペス®） ・オキシコドン徐放錠（オキシコンチン®） ・ヒドロモルフォン徐放錠（ナルサス®） ・タペンタドール錠（タペンタ®）	・モルヒネ液（オプソ®） ・オキシコドン散（オキノーム®） ・ヒドロモルフォン速放錠（ナルラピド®）
外用薬 など	・フェンタニル貼付剤（フェントス®テープ） ・モルヒネ坐剤（アンペック®）	・フェンタニルバッカル錠（イーフェン®） ・フェンタニル舌下錠（アブストラル®） ・モルヒネ坐剤（アンペック®）
注射薬	・モルヒネ注 ・オキシコドン注（オキファスト®）	・ヒドロモルフォン注（ナルベイン®） ・フェンタニル注

> **(POINT)** ①疼痛コントロール/②内服可能か否か，の2点で剤型を選ぶ.

- 内服可能なら，投与の簡便さと調節性の良さを併せ持つ**内服薬**が第一選択.
- 内服困難の場合，疼痛コントロール良好なら**貼付薬**を選択. コントロール
  不良か，一分一秒でも速い鎮痛を要する場合は**注射薬**で速やかに用量調整.

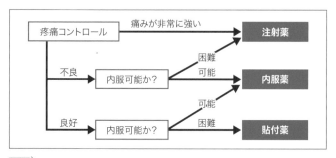

図1 剤型選択のフローチャート

STEP-2 徐放製剤（ベース）を選択する

1. 内服薬

> (POINT) 内服の徐放製剤はどれも大きな違いはないが，オキシコドンやヒドロモルフォンが第一選択として用いられることが多い．

表2 主な内服の徐放製剤

薬剤の種類	長所	短所
モルヒネ（モルペス®など）	・咳嗽や呼吸困難にも有効 ・比較的耐性化しにくい ・一部製剤は経管投与可	・便秘等の副作用が多い ・低腎機能の場合は要注意
オキシコドン（オキシコンチン®など）	・一部製剤は慢性疼痛にも使用可能	・粉砕不可，経管投与不可
ヒドロモルフォン（ナルサス®）	・一日一回の内服で良い ・薬物相互作用が少ない	・粉砕不可，経管投与不可
タペンタドール（タペンタ®）	・悪心・便秘が少ない ・薬物相互作用が少ない	・錠剤が大きく飲みにくい ・粉砕不可，経管投与不可

2. 貼付薬（※強オピオイドの貼付薬はフェンタニル製剤のみ）

- 便利だが頼りすぎてはいけない！下記のポイントに要注意！
- 長所：内服困難でも使用できるのは勿論のこと，内服負担がないため心理的ハードルが比較的低く，便秘などの副作用も少ない．
- 短所①：効果発現に12時間以上，定常状態に達するのに3〜5日かかる．

> (POINT) 痛みが強いときは，なるべく内服薬か注射薬でオピオイドの用量調整を行い，安定してから貼付薬に変えた方が良い．

- 短所②：耐性化しやすく，天井効果が生じやすい．

> (POINT) 経口モルヒネ換算60〜120 mg/日まで増やしても効かなければ，早めに変更を検討！

※痛みがそこまで強くない場合に限って貼付薬から始めても良いが，最低用量（フェントス®テープ0.5 mg/日）から始めて慎重に漸増．

TIPS 貼付薬はどこに貼る？

湿布薬と違って痛い場所に貼る必要はない．なるべく1日ごとに貼る場所を変えた方が良いが，胸や上腕外側など広くて剝がれにくい場所が良い．

STEP-3 速放製剤を選択する

1. 内服薬（short acting opioid＝SAO）

- 徐放製剤と同じ種類のオピオイドを選ぶのが基本だが，患者がどんな剤型を好むかに応じて，違う種類のものを選んでも特に問題はない．
- 剤型は，**モルヒネ（オプソ®）** ＝液剤，**オキシコドン（オキノーム®）** ＝散剤（粉薬），**ヒドロモルフォン（ナルラピド®）** ＝錠剤．
- 一回投与量は，ベースの1日量の約1/6の量から開始し，適宜増減する．

2. 口腔粘膜吸収薬（rapid onset opioid ＝ ROO）

- フェンタニルのバッカル錠（イーフェン®），舌下錠（アブストラル®）は効果発現がSAOより若干速いが，一方で依存形成のリスクが高い．
  ⇒持続痛が十分抑えられていることが条件．使用回数は1日4回まで．
- 一回投与量はベースの量に関わらず，**必ず最小用量から開始して漸増する**．
- 〈良い適応〉突出痛が1日4回以下で，服薬管理能力の高い患者．

TIPS　バッカル錠って何？

　イーフェン®は，上唇の裏側と，上顎臼歯の歯茎の間＝バッカル部位に置くとラムネのように溶けて吸収される（**図2**）．30分経っても溶け残っていたら飲み込んでも良い．口腔内を湿らせると溶けやすい．

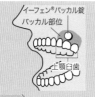

図2　イーフェン®

3. 坐剤

- モルヒネ（アンペック®）坐剤は，内服困難でも使用でき，**在宅など注射が使いにくい状況で特に有用**．ただし頻回の使用はやや負担が大きい．

Column　モルヒネと他のオピオイド鎮痛薬の関係

　モルヒネは高い鎮痛・鎮咳効果を有する薬剤ですが，最大の問題が，代謝の過程で生じるグルクロン酸抱合体（M3G，M6G）が，腎機能が低下していると体内に蓄積し，強い眠気や神経症状を引き起こすという点です．
　その弱点を改良したモルヒネの"兄弟"と呼べる薬剤がオキシコドンとヒドロモルフォンで，さらに様々な工夫を施した"遠い親戚"がフェンタニル，タペンタドールです．これらはいずれも低腎機能の患者にも概ね問題なく使用でき，便秘などの副作用も比較的少なくなっています．

4. 注射薬

> (POINT) 効果発現が速やかで用量調整しやすいので，①痛みが強くてオ
> ピオイドの用量調整を急ぐ場合，②痛みが短期間に変化する可能性があ
> る場合，③全身状態が短期間に変化する可能性がある場合などに有用.

• 用量調整が落ち着くまでは，入院管理（または頻回の往診）が望ましい.
　⇒用量が安定したら，内服や貼付薬に切り替えるのも選択肢.

> (POINT) 持続皮下注が基本だが，流量の上限が1 mL/時なので，高用
> 量のオピオイドを投与するには少量で高力価の製剤を選ぶ必要がある.

表3 各注射薬の1 mLあたりの力価

薬剤の種類	1 mLあたりの力価（※経口モルヒネ換算）
モルヒネ	1%製剤=20 mg，4%製剤=80 mg
オキシコドン（オキファスト®注）	1%製剤=20 mg
ヒドロモルフォン（ナルベイン®注）	0.2%製剤=32 mg，1%製剤=160 mg
フェンタニル	0.005%製剤=5 mg

5. 速放製剤の上手な使い方

• ベースは時間を決めて飲めば良いが，レスキューの使い方は指導が必要.
　例1）どのくらい痛くなったら使えば良いのかわからない.
　　　　→一般的に，早めに使用した方が痛みが治まりやすいと説明する.
　例2）痛くなるタイミング（体動・処置など）が決まっている.
　　　　→痛くなる30～60分前に予防的にレスキューを使うようにする.
　例3）もうすぐベースの鎮痛薬を飲む時間だから…と我慢してしまう.
　　　　→ベースは即効性はないので，迷わずレスキューを使うよう勧める.

TIPS　ROOの追加投与って何？

　イーフェン®やアブストラル®の添付文書には「十分な鎮痛効果が得られな
い場合には，投与から30分後以降に同一用量までの本剤を1回のみ追加投与
できる」と記載されているが，ややこしい指示は混乱や事故のもと，筆者は
シンプルに「1日4回まで」と指示している.

5. オピオイドを開始する

オピオイド開始前の注意点

- 中等度以上のがんの痛みや，難治性の非がんの痛みにはオピオイドの使用を検討するが，処方の前に以下のような点について確認しておく．

①服薬管理能力（飲み忘れが多くないか？ 何の薬か理解しているか？）

⇒対応：家族に服薬指導を行う，訪問看護や訪問薬剤管理指導を利用する

②乱用リスクの有無（物質依存，精神疾患，医師の助言を聞かないなど）

⇒対応：あえてレスキューを処方しない，こまめに残薬数を確認する

③車の運転や，危険な作業をする仕事をしていないか

⇒対応：家族などに運転を任せられないか・代替手段はないかなどを相談
　　　　　　あえてレスキューだけ処方して運転前などの使用を避ける

④代謝・排泄の問題

⇒肝障害：どのオピオイドも肝代謝なので，少量から開始して慎重に増量
　腎障害：eGFR 30以下なら，モルヒネとコデインの使用は避ける

オピオイドについて説明する

[下のような説明は適切ではない．なぜだろうか？]

〈オピオイドについての説明「NG例」〉

医療者

ロキソプロフェンのような通常の痛み止めが効かないので**最後の手段**として，**強い痛み止め**を使いましょう．これは**モルヒネの一種**で，いわゆる**麻薬**です．

⇒① 「最後の手段」「強い薬」などの表現でいたずらに不安を煽っている．
　② 「麻薬」ということだけ説明して，オピオイドについての説明がない．

1. オピオイドについての説明のコツ

> **POINT** オピオイドを用いる意義やメリットをしっかり説明する.

例)「オピオイドは,がんによる複雑な痛みに対して有効な鎮痛薬です」
「便秘などの副作用はありますが,胃や腎臓には優しい薬です」

> **POINT** ベースとレスキューの違いについて説明する.

例)「長く効く薬(ベース)は切れ目なく効くよう定期的に飲み,痛みが
強くなったときは,速く効く薬(レスキュー)を使います」

> **POINT** 頻度の高い副作用について,あらかじめ説明しておく.

例)「オピオイドの主な副作用は,便秘・吐き気・眠気の三つです.便秘
はよく起こりますので便秘薬を併用します.吐き気と眠気は使い始め
てから数日は出やすいのですが,だんだん治まってきます」

> **POINT** 医療用麻薬であることについては,簡潔に補足すれば十分.

例)「安全に使える薬ですが分類上は医療用麻薬になるので,失くしたり,
他の人に譲ったりしないように,管理には気を付けてくださいね」

> **NG!** 「麻薬です」と説明するのは適正使用を促すためで,ただ患者を
怖がらせるのはNG! 正しく・安心して使えるような説明を心がける!

・医療用麻薬の取り扱いに関する詳細が記載されている「医療用麻薬適正使
用ガイダンス」[1] は,Webで無料で参照できるため一読を勧める.

> **Column** 麻薬って言い過ぎ?
>
> 細かいことなのですが,医療者がオピオイドを処方するとき,何気なく
> 「麻薬を処方しますね〜」などと言っている光景をよく見かけます.言いたい
> ことはわかるのですが…例えばアムロジピンは劇薬ですが,アムロジピンを
> 指して「劇薬」と言うことはまずないですよね?
> 適正使用を促すために医療用麻薬であることを説明するのは大事なことで
> すが,やたらに麻薬と言い過ぎると,患者のオピオイドに対する抵抗感や不
> 安を必要以上に助長してしまうかもしれません.
> なのでオピオイド鎮痛薬も,薬剤名か,せめて「オピオイド」と呼んだ方
> が良いのではないでしょうか? 本当に細かいことなのですが….

4章 症状緩和 A 痛み

---

1) 医療用麻薬適正使用ガイダンス〔https://www.mhlw.go.jp/bunya/iyakuhin/yakubuturanyou/other/
iryo_tekisei_guide.html〕(2023年9月8日閲覧)

オピオイドの初回処方

1. 内服薬・貼付薬を用いる場合

> **POINT** まずは理屈は抜きにして，初めてオピオイドを処方する際に基本となる「鉄板処方」を覚えておく．

1) 内服の「鉄板処方」（いずれかを選択）

①ベース：ナルサス®錠2mg 1回1〜2錠　1日1回　夕食後
　レスキュー：ナルラピド®錠1mg 1回1錠　疼痛時　1時間以上あけて
②ベース：オキシコンチン®錠5mg 1回1錠　1日2回　12時間ごと
　レスキュー：オキノーム®散2.5mg 1回1包　疼痛時　1時間以上あけて

- 上記①②はどちらでもOK．定期内服の回数や剤型などについて患者の好みを聞いて選んでも良いし，薬剤の採用状況によって決めても良い．
- 状況に応じて，以下のように変更する．

2) 咳嗽や呼吸困難を伴う場合

- ベース：モルペス®細粒10mg 1回1包　1日2回　12時間ごと
　レスキュー：オプソ®内服液5mg 1回1包　疼痛時　1時間以上あけて

3) 便秘や悪心の副作用を極力抑えたい場合

- ベース：タペンタ®錠25mg 1回1錠　1日2回　12時間ごと
　レスキュー：①のナルラピド®錠 または ②のオキノーム®散 を選択

4) 消化管閉塞で内服困難な場合

- ベース：フェントス®テープ0.5mg 1回1枚　1日1回貼付
　レスキュー：イーフェン®バッカル錠50μg 1回1錠　疼痛時
　　　　　　　4時間以上あけて，1日4回まで

2. 注射薬を用いる場合

> **POINT** 注射薬の場合，①濃度（○mg/mL）と ②流量（△mL/時）を調整できるが，どちらかを固定しておいた方が投与量のミスを減らせる．

オピオイドの注射レジメンの統一

　オピオイドの注射薬の投与量間違いを予防するために，注射薬に関しては組成や指示を統一している施設も少なくない．筆者の施設もそうしており，以下に指示のテンプレートを列挙するので，参考にしてほしい．

- オピオイドを今まで使っていなかった患者や，オキシコドンの内服薬を使用していた患者には，オキシコドンの持続皮下注を選択．流量（マーカー部分）はもともと使用していたオピオイドの量などに応じて適宜変更する．

1）1%オキシコドン注2倍希釈（5 mg/mL）の初回指示例

- 1%オキシコドン注50 mg/5 mL 1A＋生食5 mL（計10 mL）
  0.1 mL/時（0.5 mg/時＝12 mg/日）で持続皮下注
疼痛時：1 時間量早送り　15分あけて反復可
①鎮痛不十分，②呼吸回数10回/分以上，③意識清明の三つを満たす場合
⇒0.05 mL/時ずつ流量アップ（流量アップの間隔は8時間以上あける）

- 上記指示で流量が「**0.4 mL/時**」まで増加すると，1日1回以上は薬液交換をしなくてはいけなくなるので，下記2）に変更を検討する．

2）1%オキシコドン注原液（10 mg/mL）の初回指示例

- 1%オキシコドン注50 mg/5 mL 2A（計10 mL）
  0.2 mL/時（2 mg/時＝48 mg/日）で持続皮下注
疼痛時：1 時間量早送り　15分あけて反復可
①鎮痛不十分，②呼吸回数10回/分以上，③意識清明の三つを満たす場合
⇒0.05 mL/時ずつ流量アップ（流量アップの間隔は8時間以上あける）
上限 1.0 mL/時

- 呼吸困難や咳嗽の改善を図りたい患者や，他のオピオイドの持続皮下注で改善しない痛みがある患者は，モルヒネの持続皮下注を選択．

3）モルヒネ注2倍希釈（5 mg/mL）の初回指示例

- モルヒネ注50 mg/5 mL 1A＋生食5 mL（計10 mL）
  0.05 mL/時（0.25 mg/時＝6 mg/日）で持続皮下注
疼痛時：1 時間量早送り　15分あけて反復可
①鎮痛不十分，②呼吸回数10回/分以上，③意識清明の三つを満たす場合
⇒0.05 mL/時ずつ流量アップ（流量アップの間隔は8時間以上あける）

- オキシコドン同様，流量が「0.4 mL/時」まで増加すると，1日1回以上は薬液交換をしなくてはいけなくなるので原液への変更を検討する.

🖊 4) モルヒネ注原液（10 mg/mL）の初回指示例

- オキシコドン注50 mg/5 mL 2A（計10 mL）
  0.2 mL/時（2 mg/時＝48 mg/日）で持続皮下注
疼痛時：1時間量早送り　15分あけて反復可
①鎮痛不十分，②呼吸回数10回/分以上，③意識清明の三つを満たす場合
⇒0.05 mL/時ずつ流量アップ（流量アップの間隔は8時間以上あける）
上限 1.0 mL/時

- 腸閉塞［蠕動痛を伴わない不完全閉塞　▶4章C-4（p.108）参照］など，
  フェンタニルが適当と思われる場合は，フェンタニルの持続皮下注を開始.

> (POINT) 増量しても鎮痛効果が向上しない場合は他のオピオイドに変更.

🖊 5) フェンタニル注原液（50 μg/mL）の初回指示例

- フェンタニル注100 μg/2 mL 5A（計10 mL）
  0.1 mL/時（5 μg/時＝120 μg/日）で持続皮下注
疼痛時：1時間量早送り　15分あけて反復可
①鎮痛不十分，②呼吸回数10回/分以上，③意識清明の三つを満たす場合
⇒0.1 mL/時ずつ流量アップ（流量アップの間隔は8時間以上あける）
　上限 1.0 mL/時

- 急性期病棟や集中治療室などスタッフが持続皮下注に慣れていない環境や，
  非がん性の急性の痛みにはフェンタニルの**持続静注**を行う.

🖊 6) フェンタニル注 5倍希釈（10 μg/mL）の初回指示例

- フェンタニル注100 μg/2 mL 5A＋生食40 mL（計50 mL）
  1.0 mL/時（10 μg/時＝240 μg/日）で持続静注
疼痛時：1時間量早送り　15分あけて反復可
①鎮痛不十分，②呼吸回数10回/分以上，③意識清明の三つを満たす場合
⇒0.5 mL/時ずつ流量アップ（流量アップの間隔は4時間以上あける）
　上限 5.0 mL/時

副作用対策

> (POINT) 「便秘, 悪心, 眠気」の三つは高頻度に生じうるため, オピオイドの処方時には必ず症状が生じる可能性を説明し, 対策をしておく.

1. 便秘　●詳細は4章C-2-a (p.102) 参照

- 便秘は高頻度かつ耐性化しにくいので, 排便回数, 量, 性状を常時確認.
- 対策：①オピオイド開始時から緩下剤を予防的に定期投与.
　　　　②オピオイド開始後に便秘が出現・増悪したらナルデメジンを使用.
　　　　③上記①②を使っても出なければ刺激性下剤を頓用.

> 💊 処方例
>
> - 緩下剤：酸化Mg（マグミット®）錠330 mg 1回1錠　1日3回　毎食後
> - ナルデメジン（スインプロイク®）錠0.2 mg 1回1錠　1日1回　朝食後
> - 刺激性下剤：ピコスルファートNa（ラキソベロン®）内用液
> 　　　　　　　1回5〜15滴　1日1〜3回

2. 悪心　●詳細は4章C-1 (p.98) 参照

- オピオイドによる悪心は開始・増量後, 数日から1週間ほどで改善する.
- 対策：①オピオイド開始時から頓用の制吐薬を処方しておく.

> 🔖 NG! 定期投与する場合は漫然と継続しない！⇒1〜2週間で中止を検討

> 💊 処方例　　・メトクロプラミド（プリンペラン®）錠5 mg 1回1錠　悪心時
> 　　　　　　　または, 1回1錠　1日3回毎食後（※1週間ほどで中止を検討）

3. 眠気

- 通常は開始・増量後2〜3日をピークに徐々に改善するが, 改善しない場合は減量あるいはオピオイドスイッチングを検討する.

> (POINT) 眠気が生じる血中濃度を超えると呼吸抑制リスクが出てくるため, 傾眠状態の患者は呼吸回数や無呼吸の有無に注意する.

- 対策：①開始後2〜3日は眠気が強くなることを本人・家族などに伝える.
　　　　②車の運転や, 危険な作業は行わないよう指導する.
　　　　③歩行時（特に夜間）の転倒に注意するよう説明.

4章

症状緩和

A

痛み

6. オピオイドを調整する

オピオイド開始後の評価

1. 痛みの評価

- 「緩和ケア版OPQRST法」のうちR（痛みの生活への影響），S（痛みの強さ），T（薬の効果）で，鎮痛が十分か継続的に評価する（p.50参照）．

2. 副作用の評価

- 「三大副作用：便秘・悪心・眠気」の有無と，許容できるかを評価する．

表1 評価に応じたオピオイドの調整

		副作用	
		許容できる	許容できない
鎮痛	十分	現在の処方を継続	オピオイドの変更または減量
	不十分	増量	オピオイドの変更または他の薬剤を併用

オピオイドの増量／減量

1. 増量

> POINT ベースとレスキューをそれぞれ別個に効果判定し，増量を検討する．

①ほぼ一日中痛い．レスキューが効いている間は痛みが軽減するが，また増強する．

⇒ベースの増量を検討！（図1-上図）

②痛くない時間の方が長いが，痛くなるとレスキューを使っても十分軽減しない．

⇒レスキューの増量を検討！（図1-下図）

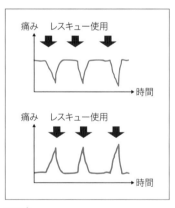

図1 痛みのパターン

76

- 増量幅：現在量が経口モルヒネ換算30 mg/日以下　⇒50 〜 100%増量
- 〃　　　　　　　　　　31 〜 119 mg/日　⇒30 〜 50%増量
- 〃　　　　　　　　　　120 mg/日以上　⇒20 〜 30%増量

●経口モルヒネ換算については図2（p.79）参照

- 増量ペース：急速な増量は，呼吸抑制・耐性化・依存形成のリスクを増す.
  - 注射薬：8 〜 12時間以上，間をあけて増量
  - 経口薬：48時間以上，間をあけて増量
  - 貼付薬：72時間以上，間をあけて増量

> **POINT** 強オピオイドの上限量は"ない"とされるが，許容できないほど眠気が強くなったら，それ以上の増量は困難（＝実質的な上限）.

TIPS　ベースとレスキューの関係

　オピオイドの増量に関して，以前はレスキューの量・回数を参考にベースの量を増やしていくという考え方も提唱されていたが，現在は「ベースとレスキューは別々に調整する」考え方が主流となっている.
　また「レスキューの量はベースの1/6量が適切」という考え方もあったが，あくまで開始量の目安と考え，それでは多い/少ないようなら，ベースの量とは関係なくレスキューの量は調節した方が良い. 個人的には，レスキューの一回量がベースの一日量を超えなければ良いことにしている.

2. 減量

- 減量のタイミング：①痛みの原因そのものが治療によって改善した
  - ②痛みは強くないが，眠気などの副作用が問題
    - 常時眠い　⇒ベース減量
    - レスキュー使用後に眠い　⇒レスキュー減量

> **POINT** 離脱症状の出現を避けるため，上記の増量幅・増量ペースと同じか，それ以上にゆっくり・少しずつ減量する.

- 離脱症状：体がだるい・落ち着かない，全身痛い，不眠，生あくびなどが出現したときに疑う.

> **POINT** 減量・中止の際はレスキュー（※お勧めは効果発現が緩徐なトラマール®）を処方しておき，上記のような症状発現時に使用する.

（欄外）4章　症状緩和　Ａ　痛み

オピオイドを増やしても痛みが改善しない場合の対応

- 以下のような状況のときはオピオイド増量ではなく，別の方法を考慮する．
  ①経口モルヒネ換算60〜120 mg/日以上まで増量したが，痛みが軽減する傾向がみられない．
  ②オピオイド増量に伴って眠気などの副作用が増強し，許容できない．

1. 非薬物療法の併用

- 詳細については●4章A-2（p.54）参照．

2. 他の鎮痛薬・鎮痛補助薬の併用　●4章A-3（p.60）参照

- **アセトアミノフェン，NSAIDs**：主に侵害受容性疼痛のときに併用を検討．痛みが強いときは注射薬（アセリオ®，ロピオン®）が特に有効．
- **鎮痛補助薬**：効果がなければ，漫然と使用せず中止を検討する．
- **メサドン**：オピオイド抵抗性疼痛に適応となる特殊な鎮痛薬．

メサドンとは？

　メサドン（メサペイン®）はオピオイド鎮痛薬の一種だが，オピオイド受容体以外にもNMDA受容体拮抗作用などを有し，他のオピオイド鎮痛薬に抵抗性の痛みにも有効な可能性がある"切り札"的な薬剤と言える．ただし効果発現に数日以上，効果が安定するには1週間以上かかる．また，過量になると呼吸抑制やQT延長など致死的な合併症を起こしうるなど，扱いに注意が必要なため**処方するにはe-learningの受講が条件となる**[1]．

　筆者はメサドンを使用する際，もともと使用しているオピオイドに併用する形で少量（10 mg/日程度）から開始し，1週間ごとに漸増して，眠気が増強したら元のオピオイドを減量する，という方法を主に行っている．細かい調整を要するので，開始の際はできれば1か月程度入院して，その間は週一回程度の採血・心電図検査を行うこととしている．

　調整に時間がかかる上に内服薬しかないため，**「痛みは強くて難治性だが，内服可能で生命予後は数か月以上ある患者」**が良い適応となる．

---

1) 帝国製薬HP［https://e-teiyaku.jp/registration/］（2023年9月8日閲覧）

3. 変更（オピオイドスイッチング）

- 前頁の①②に当てはまるか，現在の投与経路を変更する必要がある場合は，オピオイドの種類や投与経路を変更（＝スイッチング）する．
- 変更に伴う耐性の解消などで，鎮痛効果増大＋副作用減少が期待できる．

> (POINT) 図2の等力価換算表を参考にするが，予想外に効き過ぎることがあるので，等力価の5〜8割の量から開始して適宜漸増しても良い．

> (POINT) 切り替えのタイミングは表2を参考にする．

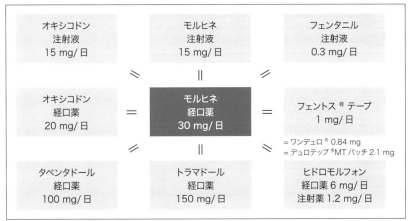

図2 オピオイド等力価換算表

表2 オピオイド変更のタイミング

①使用中の薬	②変更する薬	変更のタイミング
徐放性内服薬 （1日1回内服） ワントラム®，ナルサス®	徐放性内服薬 （1日2回）	最終の①内服から24時間後に②を内服
	貼付薬	最終の①内服から12時間後に②を貼付
	注射薬	最終の①内服から6〜24時間後に②を開始
徐放性内服薬 （1日2回） モルペス®，オキシコンチン®，タペンタ®	徐放性内服薬 （1日1回）	最終の①内服から12時間後に②を内服
	貼付薬	最終の①内服と同時に②を貼付
	注射薬	最終の①内服から6〜12時間後に②を開始
貼付薬 フェントス®テープ	徐放性内服薬	①を剥がして6〜12時間後に②を内服
	注射薬	①を剥がして4〜6時間後に②を開始
注射薬（持続静注/皮下注） モルヒネ注，オキシコドン注，ナルベイン®注，フェンタニル注	徐放性内服薬	①の投与終了と同時に②を内服
	貼付薬	②を貼って6〜12時間後に①を投与終了
	注射薬	①の投与終了と同時に②を投与開始

STEP-1 ▶ オピオイドの適応検討（p.55）

- 中等度〜高度のがんの痛み
- 他の薬剤では鎮痛不十分な，中等度〜高度の非がんの痛み
  ⇒どちらかに当てはまればオピオイド使用の適応

 STEP-2 ▶ オピオイド使用前の確認（p.70）

- 服薬管理能力は十分か？
- 乱用リスクはないか？
- 車の運転や，危険な作業をしていないか？
- 代謝・排泄の問題はないか？

 STEP-3 ▶ オピオイドの説明（p.70）

- オピオイドを用いる意義やメリットを説明.
- ベースとレスキューの違いについて説明.
- 頻度の高い副作用（便秘，悪心，眠気）について説明.
- 医療用麻薬であることについては，簡潔に補足する.

STEP-4 ▶ 投与経路を選択（p.66）

- 基本的には内服薬を選択する.
- ①痛みが強くてオピオイドの用量調整を急ぐ場合
  ②痛みが短期間に変化する可能性がある場合
  ③全身状態が短期間に変化する可能性がある場合
  ⇒注射薬（持続皮下注）を選択
- 痛みがそこまで強くないか，痛みのコントロールが概ね良好で，何らかの理由で内服困難な場合
  ⇒貼付薬を選択

STEP-5 ▶ **オピオイドを処方**（p.72）

・「鉄板処方」を基本に，処方内容を検討．

内服の「鉄板処方」（①②いずれかを選択）
①ベース：ナルサス®錠2 mg 1回1〜2錠　1日1回　夕食後
　レスキュー：ナルラピド®錠1 mg 1回1錠　疼痛時　1時間以上あけて
②ベース：オキシコンチン®錠5 mg 1回1錠　1日2回　12時間ごと
　レスキュー：オキノーム®散2.5 mg 1回1包　疼痛時　1時間以上あけて

注射の「鉄板処方」
・オキシコドン注10 mg5A＋生食5 mL　0.1 mL/時　で持続皮下注
　疼痛時：1時間量早送り　15分あけて反復可
　①鎮痛不十分　②呼吸回数10回/分以上　③意識清明　を満たす場合
　⇒0.05 mL/時ずつ流量アップ（流量アップの間隔は8時間あける）

STEP-6 ▶ **オピオイド開始後の評価**（p.76）

・効果：痛みによる生活の支障（R），痛みの程度（S），鎮痛薬の効果
　（T）から鎮痛が十分か不十分かを評価
・副作用：便秘，悪心，眠気　の有無と許容できるかを評価

		副作用	
		許容できる	許容できない
鎮痛	十分	現在の処方を継続	オピオイドの変更または**減量**
	不十分	**増量**	オピオイドの変更または他の薬剤を**併用**

STEP-7 ▶ **オピオイドの調整**（p.76）

・レスキューの使い方を工夫する（p.69）
・増量：痛みに応じて，ベースかレスキューを増量する
・減量：離脱症状に注意しながら慎重に減量
・他の薬剤を併用：アセトアミノフェン，NSAIDs，鎮痛補助薬，メサ
　　　　　　　　　ドンなどを併用
・変更（オピオイドスイッチング）：種類や投与経路を変更する

4章

症状緩和

Ａ

痛み

仮想症例で総復習！

症例1 患者は70歳男性のA氏．2か月前に膵がんと診断されたが，すでに肝臓や腹腔内リンパ節に複数の転移を認め，現在，化学療法を行っている．
背部の持続痛があり，ロキソプロフェン60 mg1回1錠，1日3回の内服を行っているが「痛みが改善せず，夜も眠れません」と訴えている．

Q1〜4について自分で考えてみて，A1〜4の解答例を確認しましょう．

Q1 どのように痛みのアセスメントを行いますか？

Q2 鎮痛薬をどのように変更しますか？

Q3 鎮痛薬以外に必要な薬剤はありますか？

Q4 処方の変更について，患者にどう説明しますか？

Q5 薬剤以外の鎮痛方法はどのような方法が考えられますか？

A1 「緩和ケア版OPQRST法」で問診する．
　　　　　　　　　　　　　　　　　　　●4章A-1〜2（p.50〜59）参照
⇒常時痛いが特に腹臥位で増強する（=Onset）背部痛（=Position）．
奥の方がズーンと痛く（=Quality），夜眠れない（=Restriction）．
痛みはNRS 8/10（=Severity）で，ロキソプロフェンを飲むと数時間はNRS 5/10になるが，すぐまた痛くなる．
⇒膵がんまたは肝転移による「中等度のがんの痛み（内臓痛）」と考える

A2 痛みは中等度，内服可⇒強オピオイド内服を開始．
　　　　　　　　　　　　　　　　　　　●4章A-3〜5（p.60〜75）参照
⇒ベース：ナルサス®錠2 mg 1回1〜2錠　1日1回　夕食後
レスキュー：ナルラピド®錠1 mg 1回1錠　疼痛時　1時間以上あけて
鎮痛効果はあるようなので，ロキソプロフェンは継続

A3 副作用対策のため，下剤や制吐剤を処方する．　　●4章A-5（p.70）参照
⇒酸化Mg（マグミット®）錠330 mg 1回1錠　1日3回　毎食後
　メトクロプラミド（プリンペラン®）錠5 mg 1回1錠　悪心時

A4　下記のように説明する.　　　　　　　　　●4章A-5（p.70）参照

> 　今まで使っていた鎮痛薬に加えて，ナルサス®とナルラピド®という薬を使っていきます.
> 　これらはオピオイド鎮痛薬の一種で，がんによる複雑な痛みに対して有効な鎮痛薬です.
> 　ナルサス®は効果が長く続くので定期的に飲み，痛みが強いときは速く効くナルラピド®を追加で使います.
> 　頻度の高い副作用は便秘・吐き気・眠気の三つです.　便秘はよく起こりますので便秘薬を併用します.　吐き気と眠気は使い始めてから数日は出やすいのですが，だんだん治まってきます.
> 　胃腸や腎臓への害は少ないし安全に使える薬ですが，分類上は医療用麻薬になるので，失くしたり，他の人に譲ったりしないようにしてくださいね.

4章

症状緩和

A

痛み

A5　以下を検討する.　　　　　　　　　　　●4章A-2（p.54）参照
⇒なるべく早期に内臓神経ブロックの施行を検討.　ブロックの実施が困難な場合は，緩和的放射線照射の適応にならないか放射線科医に相談.
また，温罨法などのケアも適宜検討する.

症例2　患者は50歳女性のB氏.　卵巣がんの腹膜播種による腸閉塞の状態となり，腹部全体の緊満感と痛みが出現した.　常時NRS 8/10で「痛い，苦しい」と訴えている.　オキシコドン徐放錠40 mg/日（経口モルヒネ換算60 mg/日）を内服していたが，腸閉塞のため内服は困難となった.

Q6　鎮痛薬をどのように変更しますか？

- -

A6　痛みは高度で内服困難⇒持続皮下注に変更する.
　　　　　　　　　　　　　●4章A-5〜6（p.70〜81）参照
→オキシコドン徐放錠の最終内服から6〜12時間あけて下注を開始.
・オキシコドン注10 mg5A＋生食5 mL　0.25 mL/時　で持続皮下注
（＝オキシコドン注30 mg/日＝経口モルヒネ換算60 mg/日）
疼痛時：1時間量早送り　15分あけて反復可

1. 呼吸困難

対応の原則（図1）

> **POINT** 大前提：呼吸困難 ≠ 呼吸不全（低酸素血症）

- SpO_2 の値が良いのに息苦しいこともあるし，悪いのに息苦しくないこともある．⇒数値だけで呼吸困難の有無を判断せず，患者の訴えを聞く！

> **POINT** 原因の特定と治療が最も重要（表1）．原因治療が困難な場合，対症療法の選択肢は限られており，効果も十分得られないことが多い．そのため，最終的には鎮静が必要となることも少なくない．

- 対症療法の3本柱：**オピオイド，抗不安薬，（がんの場合）ステロイド**

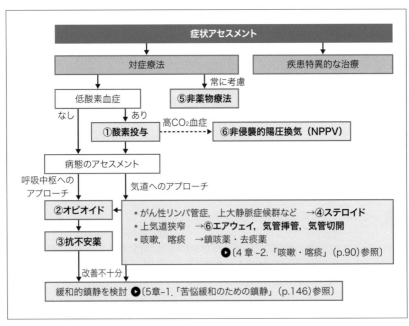

図1 呼吸困難の対応フローチャート

呼吸困難のアセスメント

1. 問診（※「痛みのOPQRST」からPQを抜いたもの）

- Onset：いつ頃から発症・増悪したか，どんなときに増悪/寛解するか．労作時呼吸困難か，安静時も呼吸困難があるか．
- Restriction：日常生活（食事・睡眠など）が呼吸困難で制限されるか．
- Severity：NRSやSTAS-Jが最も簡便だが，Borg Scaleや，Cancer Dyspnea Scale（CDS）など呼吸困難専用のスケールもある．
- Treatability：薬剤や酸素投与で改善するか．どの程度改善するか．
- 病歴，既往歴，現在使用中の薬剤，喫煙歴なども聴取．
- 痛みや倦怠感，不安などを「息苦しさ」と訴えることもある．

2. 身体所見

- 頭頸部：眼瞼結膜蒼白，口唇チアノーゼ，頸部聴診
- 胸部：呼吸回数・リズム・努力呼吸の有無など，呼吸音・心音
- その他：SpO_2，腹部膨満，浮腫，末梢チアノーゼ，ショック徴候

3. 検査（※患者の意向を確認しつつ，必要最低限の検査を行う）

- 採血，胸部X線，胸部CT，心エコー・肺エコー

表1　主な原因と疾患特異的な治療

呼吸器疾患	循環器疾患	その他の原因
• 肺炎・上気道炎⇒抗菌薬 • 喘息，COPD⇒気管支拡張薬　ステロイド • 肺塞栓⇒抗凝固薬 • 胸水，気胸⇒胸腔穿刺 • 間質性肺炎，がん性リンパ管症　⇒ステロイド • がんによる気道狭窄・閉塞　⇒抗がん剤，ステント	• 心不全⇒利尿薬　強心薬など • 不整脈⇒抗不整脈薬 • 心囊水⇒心囊穿刺	• 貧血⇒鉄剤　輸血 • 腹水⇒腹腔穿刺 • 痛み⇒鎮痛薬 • 不安⇒抗不安薬　抗うつ薬

治療による改善が期待できるか，患者への負担が過大でないかのバランスを慎重に検討してから実施すること！

呼吸困難のマネジメント

1. 酸素投与

〈良い適応〉1）低酸素血症（SpO$_2$ 90％未満）を伴う呼吸困難

2）酸素吸入で改善が自覚される呼吸困難の症状

- 拘束感，不快感，口渇感などによって，むしろQOLを下げることもある．

> **NG!** SpO$_2$ はあくまで目安！　特に終末期患者の場合，数値が低くても患者が苦痛を感じていなければ酸素吸入を無理強いしない．

- 在宅酸素療法を導入すれば，酸素投与を要する患者でも自宅退院が可能．

　患者が酸素吸入を嫌がるとき

　　経鼻カニュラ，オキシマイザー®，オキシマスク®などの中から不快感の少ないものを選択する，酸素マスクは顔に密着させず顔の近くにかざす，酸素の管を長くして動きを制限しないようにする，などの工夫が必要．
　　本来なら酸素流量に応じて経鼻カニュラやマスクなどを使い分けるが，状況によっては本人の快適性を優先して選択する．
　　患者や家族とよく話し合い，あえて酸素投与しないというのも選択肢．

2. オピオイド

〈良い適応〉（頻呼吸で痰が少ない）中枢性の呼吸困難

- 脳幹の呼吸中枢に作用して呼吸困難の自覚を軽減する．気道狭窄や気道閉塞による末梢性の呼吸困難には効きにくい．

> **POINT** 経口モルヒネ換算30 ～ 50 mg/日まで増量しても効果がなければ，それ以上増量しても効果がある可能性は低い．→漫然と増量しない！

> **POINT** 呼吸抑制を過度に警戒しすぎない！　呼吸回数が10回/分以上で，眠気が強くないことを確認しつつ使用すれば，概ね安全に使用できる．

🖊 **モルヒネの処方例**　★は特にオススメの第一選択薬

- ★オプソ®5 mg　1回1包　呼吸困難時　1時間以上あけて1日6回まで
- モルペス®細粒10 mg　1回1包　1日1回　※1回2包1日2回まで漸増可
- モルヒネ塩酸塩注10 mg/1 mL×5A＋生食5 mL（計10 mL）
　　0.05 mL/時（＝6 mg/日）で持続皮下注　※0.2 mL/時まで増量可
　　※オプソ®，モルペス®の適応は「がん性疼痛」のみなので病名に注意

- フェンタニルも有効かもしれないが，ガイドラインで推奨されていない．
- 「ヒドロモルフォンが呼吸困難に有効」との報告もあるがエビデンスは不十分で，オキシコドンとの効果の差は十分検証されていない．
  ⇒低腎機能（eGFR 30以下）などの理由でモルヒネが使用できない場合は，オキシコドンかヒドロモルフォンを選択．ただし適応病名に注意．

表2 呼吸困難に対するオピオイドの使い分け[1]

	ガイドライン[*1] での推奨度	腎機能低下 による蓄積	呼吸器症状 に対する適応	非がん疾患 に対する適応
モルヒネ	1B	＋＋＋	一部あり	一部あり
オキシコドン	2C	＋	なし	なし
ヒドロモルフォン	−C[*2]	＋	なし	なし
フェンタニル	2C[*3]	—	なし	あり
コデイン	記載なし	＋＋＋	あり	あり

[*1] 日本緩和医療学会 ガイドライン統括委員会（編）：進行性疾患患者の呼吸困難の緩和に関する診療ガイドライン 2023年版のこと
[*2] 有効と判断するのに十分な根拠がなく「推奨の強さなし」となった．エビデンスの確実性は「C」．オキシコドンとヒドロモルフォンの呼吸困難に対する効果の差は十分検証されていない
[*3] フェンタニルは「投与しない」ことが推奨されている

3. 抗不安薬（ベンゾジアゼピン系）

〈良い適応〉不安やパニックを伴う呼吸困難

> **(POINT)** 原則，単独投与ではなくオピオイドとの併用が推奨されている．
> （※呼吸器に問題がないシンプルな不安発作なら，単独使用も可）

🖊 **抗不安薬の処方例**

- アルプラゾラム（ソラナックス®）0.4 mg　1回0.5〜1錠
  または，ロラゼパム（ワイパックス®）0.5 mg　1回0.5〜1錠
    呼吸困難時　4時間以上あけて1日3回まで　または　1日3回定期内服
- ミダゾラム10 mg/2 mL×5A（計10 mL）
    0.05〜0.1 mL/時（＝6〜12 mg/日）で持続皮下注

- 内服困難な場合はミダゾラムを少なめの量（0.5 mg/時以下）で持続投与．
  （※調節型鎮静との区別は曖昧になるので，患者や家族には鎮静に準じた説明を行う必要がある）●5章-1（p.146）参照

---

1) 日本緩和医療学会 ガイドライン統括委員会（編）：進行性疾患患者の呼吸困難の緩和に関する診療ガイドライン 2023年版

4. ステロイド

〈良い適応〉がん性リンパ管症，間質性肺炎，上大静脈症候群，がんによる主要気道閉塞などの病態で呼吸困難が生じている場合

●詳細な使用方法は4章D-1（p.120）参照

> 💊 **ステロイドの処方例**
>
> ・デキサメタゾン（デカドロン®）　※ベタメタゾン（リンデロン®）でも可
> 　内服：0.5 mg錠　1回4錠　1日2回　朝昼食後
> 　　　　または4 mg錠　1回1錠　1日1回　朝食後
> 　注射：3.3 mg/1 mL×1A　1日1回　静注または皮下注

がん性リンパ管症

　肺胞を取り囲む血管から肺胞内へと染み出した血漿成分は，通常ならリンパ管を介して血流に戻されるが，がんの進行によって肺のリンパ管が詰まると間質に水が溜まってむくみ（＝小葉間隔壁の肥厚），さらに進行すると肺胞内に水が溜まって肺水腫のようになる.

　ステロイドが著効することもあるが，状態が改善しなければ数日中に死に至ることもある予後不良な病態.

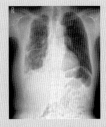

図 胸部X線イメージ
（右肺⇒がん性リンパ管症）

5. 非薬物療法

〈良い適応〉常に考慮する

・体位調整：起坐位にすると呼吸が楽になることが多い.

・顔への送風：鼻/口腔粘膜受容体または三叉神経領域の刺激で苦痛が軽減.

・室温を下げる：室温が低過ぎても良くない．患者と要相談.

・呼吸リハビリ：比較的状態の良い患者には特に有効.

・複合支援：傾聴，リラクセーション，カウンセリングなどを組み合わせて実施する.

・環境調整：必要なものを手元に揃えておく，ポータブルトイレを利用するなどの工夫で，体動による呼吸困難の悪化を最小限に抑える.

6. 高流量酸素投与・気道確保・陽圧換気

〈良い適応〉実施によるメリットがデメリットを上回る場合

- いずれも患者に苦痛を与えうるため，**目的（救命？　延命？　症状緩和？），メリット，デメリット**などを本人・家族等・多職種チームで慎重に協議．
- 迅速な判断を要する場合もあるので，必要になる可能性が出てきた時点で，早めに本人や家族等と話し合っておくことが望ましい．
- 状況に応じて，気道確保，低酸素血症の改善，高CO_2血症の改善，呼吸筋の補助といった目的が果たせる方法を選択する．

表3 主な高流量酸素投与・気道確保・陽圧換気の手段と特徴

	気道確保	低酸素血症改善	高CO_2血症改善	呼吸筋の補助	備考
高流量鼻カニュラ（HFNC）酸素療法	×	○	△	×	大量の酸素供給を要するが，苦痛は比較的少ない
非侵襲的陽圧換気（NPPV）	×	○	○	○	鎮静・鎮痛は必須ではない
経鼻エアウェイ	○	×	×	×	口腔〜中咽頭あたりまでの狭窄なら対応可能
気管挿管	○	○*	○*	○*	鎮静・鎮痛が必須（＝苦痛が強い）会話は困難
気管切開	○	○*	○*	○*	苦痛の強さや会話の可否は，カニュラの種類や人工呼吸器使用の有無にもよる

*人工呼吸器で陽圧換気を行った場合．

対応の原則

- 咳嗽や喀痰に関しても，原因治療が最も重要．対症療法の薬剤は，咳嗽の性状，全身状態，呼吸困難や排痰困難の有無などを基に選択する．

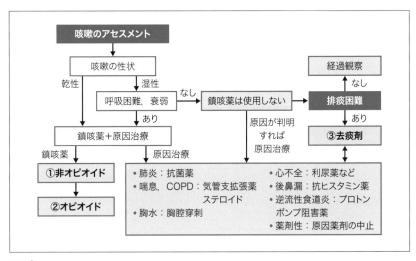

図1 咳嗽・喀痰の対応フローチャート

咳嗽のアセスメント

1. 原因検索

- **表1**を参考に，原因を探って治療を行う．

2. 咳嗽の性状

- 湿性咳嗽：喀痰を伴うか，喉のあたりでゴロゴロ湿った音がする咳嗽．

> **POINT** 肺炎の場合は不用意に鎮咳薬を使わず，原因治療を優先する．ただし苦痛が強いようなら，QOLを優先して鎮咳薬使用も検討．

- 乾性咳嗽：喀痰を伴わない咳嗽．痰を出すための生理的反応ではないため，

患者の希望に合わせて鎮咳薬を処方して良い.

3. 生活への支障, 重症度

- 軽度なら経過観察でも良いが, 生活への支障があれば積極的な原因検索や対症療法を検討（例：夜眠れない, 咳嗽に伴う胸痛・衰弱あり）.

4. 排痰困難の有無

- 自力で痰を出すのに困難感を伴うか？　⇒困難感があれば去痰薬を検討.

表1　咳嗽の原因と治療

主な咳嗽の原因	診断のヒント	治療方法
肺炎	胸部X線（浸潤影）	抗菌薬
喘息, COPD	喘息の既往, 喫煙歴 聴診（呼気時喘鳴）	気管支拡張薬 ステロイド
胸水	胸部X線, 肺エコー	利尿薬, 胸腔穿刺
心不全	胸部X線, 心エコー	利尿薬など
後鼻漏	鼻炎の既往, 鼻汁	抗ヒスタミン薬
胃食道逆流症	呑酸, 胃のもたれ感	制酸薬
薬剤性（薬剤性肺障害）	ACE阻害薬, β遮断薬, 抗がん剤などの使用歴 胸部X線（間質影）	被疑薬の中止 ステロイド
気胸（自然気胸, 肺・胸膜腫瘍, 医原性）	自然気胸の既往, CV挿入などの病歴 胸部X線, 肺エコー	胸腔ドレナージ
気管挿管 人工呼吸器不同調	気管挿管・人工呼吸器管理中の咳反射	鎮痛・鎮静の調整 呼吸器の設定変更

咳嗽のマネジメント

1. 非オピオイド鎮咳薬

- 乾性咳嗽に特に有効. 鎮咳効果は強くはないが, 副作用が少ない.
〈良い適応〉内服可能でそこまで苦痛が強くない乾性咳嗽
- デキストロメトルファン：SSRIやMAO阻害薬との相互作用あり.
- ジメモルファン：他薬との相互作用が少ない.
- 気管支拡張薬：喘鳴が聞かれるなど末梢気道の狭窄が疑われる場合は, 結

果的に咳嗽を減らせることがある.

- プレガバリン，ガバペンチン，リドカインなども有効との報告もあるが，適応外使用であり効果も不確実．使用の際は多職種で十分に協議する.

🔵 デキストロメトルファンの処方例

- メジコン®錠15 mg　1回1錠　1日3〜4回
  または　1回1錠　咳嗽時（2時間あけて1日4回まで）

🔵 ジメモルファンの処方例

- ★アストミン®錠10 mg　1回1錠　1日3回
  または　1回1錠　咳嗽時（2時間あけて1日3回まで）

🔵 気管支拡張薬（ツロブテロール）の処方例

- ホクナリン®テープ2 mg　1回1枚　1日1回貼付

---

2. オピオイド鎮咳薬

〈良い適応〉咳嗽による苦痛が強く，便秘・悪心・眠気などの副作用が許容できる場合

- モルヒネ：咳中枢に作用し，咳嗽の程度・頻度を減らす.

  咳嗽に保険適用があるのは一部のモルヒネ塩酸塩製剤のみ.

- コデイン：肝臓でモルヒネに代謝され，咳中枢に作用する.

  低用量製剤（1%散・5 mg錠）は医療用麻薬ではない.

  小児には使用不可.

🔵 コデインの処方例

- ★1%コデインリン酸塩　1回2g　咳嗽時　2時間あけて1日6回まで

🔵 モルヒネの処方例

- モルヒネ塩酸塩錠10 mg　1回1錠　1時間あけて1日6回まで
- モルヒネ塩酸塩注10 mg5A＋生食5 mL（2倍希釈）
    0.05 mL/時で持続皮下注
- **（※以下は適応外使用）**
- オプソ®5 mg　1回1包　咳嗽時（1時間あけて1日6回まで）
- モルペス®細粒10 mg　1回1包　1日1〜2回

---

3. 去痰薬

> (POINT) 去痰薬はどれも"痰を消失させる"ような強い効果はないため，非薬物療法や原因治療が重要となる．

- カルボシステイン：粘液分泌抑制＋気道粘液修復の作用により，少量〜中等量のサラサラした痰を若干減らす効果あり．
- アンブロキソール，ブロムヘキシン：気道分泌を促して痰を出しやすくする．ネバネバして出にくい痰に有効だが，痰の量がむしろ増えてしまうこともあるので注意が必要．アンブロキソールは1日1回の内服で良く，ブロムヘキシンは注射薬や吸入薬など剤型が豊富．

💊 カルボシステインの処方例

- ムコダイン®錠500 mg　1回1錠　1日3回

💊 アンブロキソールの処方例

- ムコソルバンL®錠45 mg　1回1錠　1日1回

💊 ブロムヘキシンの処方例

- ビソルボン®錠4 mg　1回1錠　1日3回
- ビソルボン®注4 mg/1A　1回1A静注　1日2回

TIPS　排痰困難な場合の非薬物療法

体位調整
- 定期的に体位を変更したり，端坐位でオーバーテーブルに突っ伏す体勢など痰が出しやすい体位を工夫する．

理学療法
- 呼気に合わせて手掌で胸郭を圧迫し，排痰をサポートする呼吸介助法など，理学療法士らと連携する．

吸入
- 気道が潤って痰が出しやすくなる．生食かブロムヘキシン（ビソルボン®）吸入液を使用．

水の投与量減量
- 輸液なら500 mL/日以下に減量，経管栄養なら栄養剤や白湯の投与量をできるだけ減量する．

3. 胸水

対応の原則

- 胸水が溜まっていても少量・無症状なら治療適応にならない.
  ⇒呼吸困難,咳嗽,胸痛などの苦痛を伴う場合は治療を検討する.
- 心不全,肝不全,ネフローゼ症候群などによる胸水には利尿薬が有効.
- 悪性腫瘍の影響で生じる**悪性胸水**は,肺がんや乳がんで多くみられる.

> **POINT** 悪性胸水に利尿薬は効きにくく,胸腔穿刺を要することが多い.

- **エコー**は少量の胸水でも検出しやすく,そのまま胸腔穿刺も行いやすいのでとても有用.
- **胸部X線**は立位・坐位・側臥位で胸水を検出しやすく,胸腔穿刺後の気胸の有無やカテーテルの先端位置の確認にも有用.

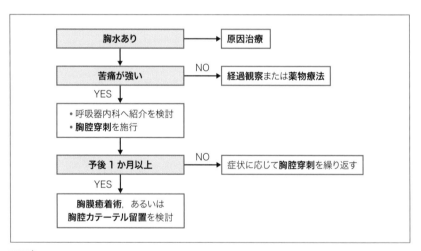

図1 対応のフローチャート

1. 利尿薬

- 使用する際は,定期的に採血で電解質やBUN,クレアチニン値を確認.

🖊 **利尿薬の処方例**

• フロセミド（ラシックス®錠）20 mg　1回1錠　1日1回（適宜調整）

---

2. ステロイド

• エビデンスは少ないが，悪性胸水には有効な可能性がある[1].

🖊 **ステロイドの処方例**

• ベタメタゾン（リンデロン®錠）0.5 mg　1回4錠　1日2回朝昼

---

3. 胸腔穿刺（胸水ドレナージ）

• エコーを患側の肋骨上縁に当て，深さ3～5 cm以上のecho free spaceがあればそこから穿刺する.

• 排液速度は1,000 mL/時以下，1回の排液量は1,500 mLを上限とする.（※急速に胸水を抜いて肺が膨らむと，再膨張性肺水腫を起こしうる）

• 悪性胸水は1か月以内に再貯留することが多い.1か月以上の予後が見込まれる場合は，胸膜癒着術やカテーテル留置による持続排液を検討する.

4. 胸膜癒着術

• 適応：①頻回の胸腔穿刺が必要
　　　　②全身状態が比較的良好
　　　　③予後が月単位以上

• タルクなどを用いるが，胸痛や発熱，急性呼吸窮迫症候群（acute respiratory distress syndrome：ARDS）といった副作用があり，成功率も7割ほどと確実ではない.

• 実施にあたっては，呼吸器内科などの手技に習熟した医師に依頼することが望ましい.

TIPS　再膨張性肺水腫

　肺を圧迫していた胸水が一気に抜けると，圧迫されていた肺が急速に膨らむ．すると肺胞内が強い陰圧になり，肺胞を取り囲む毛細血管から血漿成分が肺胞内に引き込まれ，肺水腫の状態となる．
　胸水の排液後は，気胸だけでなく肺水腫の有無も要確認！

1）Suárez PM, et al：Monaldi Arch Chest Dis **79**：81-86, 2013

右余白：
4章

症状緩和

B 呼吸器症状

4. 死前喘鳴

死前喘鳴の病態

- 死前喘鳴とは，死期が近いと思われる患者が呼吸する際に聞かれる喘鳴.
- 1型（真性）：終末期の意識低下により唾液などを嚥下できない状態.
  ⇒死前徴候の一つで，半日〜数日中に死亡する可能性あり.
- 2型（偽性）：感染症などで気道分泌物が増え，気道内に蓄積している.
  ⇒必ずしも死期が迫っていることを意味しない.

死前喘鳴のマネジメント

1. 輸液の減量

- 衰弱や意識障害で嚥下が困難になったら，輸液は500 mL/日以下に減量.

2. 説明・ケア

- 死前喘鳴は患者本人だけでなく，家族や介護者が「見ていてつらい」症状.
  ⇒なるべく事前に，死の過程で生じうる症状であることや，意識レベルの
  低下によって本人は苦痛を感じにくいだろうということを説明する[1].
- 吸引は苦痛が強いため，吸引管で咽頭部を強く刺激しないよう優しく行う.

3. 抗コリン薬

- ブチルスコポラミン：唾液などの分泌を抑え，初期（軽度）の死前喘鳴を
  改善しうる．スコポラミン（ハイスコ®）と違って血液脳関門を通過しな
  いので，せん妄は生じにくい.

> 🖊 ブチルスコポラミンの処方例
>
> - ブスコパン®20 mg/1A　単回：1回1A静注または皮下注　1日1〜5回
>   持続：2〜5A/日を持続静注または持続皮下注

---

1) Lokker ME, et al：J Pain Symptom Manage **47**：105-122, 2014

WORK

クイズで総復習！

Q1 「呼吸困難」とは経皮的酸素飽和度（SpO$_2$）が90％を切った状態を指す．
⇒○か×か？

Q2 呼吸困難に対してモルヒネを使用する際，モルヒネによる効果は，増量すればするほど上限なく強くなる．⇒○か×か？

Q3 添付文書上，モルヒネ製剤の一部は，呼吸器症状に対しては適応外使用となる．⇒○か×か？

Q4 がん性リンパ管症がみられる患者が呼吸困難を訴えた場合，まず投与する薬剤として最も適切でないものはA〜Cのどれか．
⇒A．モルヒネ　　B．ミダゾラム　　C．ステロイド

Q5 呼吸困難の症状のある患者の病室は，室温を高く保った方が良い．
⇒○か×か？

Q6 非オピオイド鎮咳薬の効果の差は明確に示されておらず，どれから開始しても良い．⇒○か×か？

Q7 コデインは肝臓でモルヒネに代謝され，鎮咳効果を発揮する．
⇒○か×か？

Q8 胸水貯留に対しては，まずは利尿薬を投与することが推奨されている．
⇒○か×か？

Q9 胸腔穿刺を行った際の排液のスピードは1,000 mL/時以下，排液量の上限は1,500 mLとする．⇒○か×か？

Q10 死前喘鳴を軽減する可能性のある対応は，A〜Cのうちどれか．
⇒A．輸液の増量　　B．早期の抗コリン薬使用　　C．吸引回数の減少

A1 ×　**A2** ×　**A3** ○　**A4** B　**A5** ×

A6 ○　**A7** ○　**A8** ×　**A9** ○　**A10** B

1. 悪心・嘔吐

対応の原則

> **(POINT)** 悪心の原因は多岐にわたるが，少なくとも治療によって改善の可能性がある原因に関しては十分調べる必要がある．

1. 改善の可能性がある原因

- **便秘，麻痺性イレウス**：エコーや腹部X線で便・ガスの貯留がないか確認．
- **電解質異常**：特に低Na血症と高Ca血症に要注意！
- **血糖異常**：低血糖や極端な高血糖で悪心が生じうる．
- **頭蓋内圧亢進**：脳腫瘍や髄膜炎にはステロイドや浸透圧利尿薬が有効．
- **薬剤性**：原因薬剤の中止・変更を考慮．

TIPS　悪心の原因となりやすい薬剤の例

- 抗がん剤：白金製剤（シスプラチン），アントラサイクリン系（ドキソルビシン），アルキル化薬（シクロホスファミド）が特に高リスク[1]
- 鎮痛薬：オピオイド
- 抗うつ薬：三環系抗うつ薬，SSRI
- 下剤：ルビプロストン

悪心・嘔吐のアセスメント

1. 問診（「悪心・嘔吐のO-RST」）

- **Onset**：いつ頃から発症・増悪したか，どんなときに増悪/寛解するか．
- **Restriction**：日常生活（食事・睡眠など）が悪心・嘔吐で制限されるか．
- **Severity**：NRSやSTAS-Jが最も簡便な評価ツール．
- **Treatability**：現在使用中の制吐薬で改善するか．どの程度改善するか．
- 病歴，既往歴，現在使用中の薬剤なども聴取．

1）日本癌治療学会 制吐療法診療ガイドライン［http://jsco-cpg.jp/guideline/29.html］（2023年9月8日閲覧）

2. 身体所見

- 腹部：外観，腸蠕動音，打診（鼓音／濁音），圧痛・緊満感の有無.

3. 検査

- 採血：**電解質（カルシウムの測定を忘れずに！）**，肝機能，腎機能.
- 画像：**腹部エコー，腹部X線，腹部CT，頭部CT/MRI.**

悪心・嘔吐のマネジメント

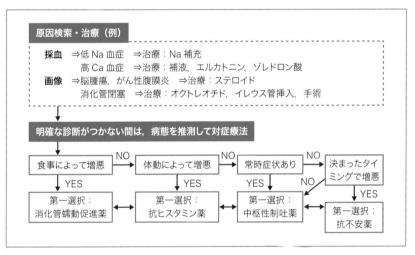

図1　悪心・嘔吐の対応フローチャート

いずれの制吐薬も，効果が不十分なら別機序の制吐薬に変更（基本的に併用は勧めない）.

1. 非薬物療法

- 環境調整：突然悪心・嘔吐が生じても良いよう，手元に吐物を入れる袋やガーグルベースン，うがい用の水，ティッシュなどを置いておく．花や芳香剤など，匂いの強いものを病室に持ち込まないようにする.
- 食事の工夫：温かいものや匂いの強いものは悪心を誘発することがある.
- 体位調整：患者と相談しつつ，起坐位や半側臥位〜側臥位などを検討.

2. 薬物療法

❶ 消化管蠕動促進薬〔ドパミン（D$_2$）受容体拮抗薬〕

- 消化管の蠕動促進による制吐作用や，胸やけ・食欲不振の改善効果あり．

〈良い適応〉食事によって悪心・嘔吐が誘発される場合などに特に有効．

> **🔔 NG!** 消化管完全閉塞や，強い蠕動痛のある患者には使用しない！

- メトクロプラミド：消化管蠕動促進に加えて中枢性制吐作用ももつ．効果発現が速いので頓用薬として使いやすい．錐体外路症状のリスクがあるので，漫然と定期使用し続けないように注意．
- ドンペリドン：主に消化管に作用．錐体外路症状は少ないが中枢性の悪心には効きにくい．坐薬があるので特に在宅で有用．

💊 メトクロプラミドの処方例

★プリンペラン®錠5 mg　1回1錠
　1日1〜3回食<u>前</u>内服 または 悪心時内服　4時間以上あけて1日3回まで
・プリンペラン®注10 mg　1回1A
　悪心時静注 または 皮下注 または 筋注　4時間以上あけて1日2回まで

💊 ドンペリドンの処方例

・ナウゼリン®坐剤30 mg　1回1個 悪心時挿肛　4時間以上あけて1日3回まで

---

❷ ヒスタミン（H$_1$）受容体拮抗薬

- 嘔吐中枢や前庭器に分布するH$_1$受容体に作用し，制吐作用を発揮する．
- 血液脳関門を通過しやすい第一世代H$_1$受容体拮抗薬が制吐剤として用いられる．錐体外路症状の心配はないが，眠気・せん妄のリスクがある．

〈良い適応〉起きたり立ち上がったり，体動で増悪する悪心に特に有効．

💊 ジフェンヒドラミン/ジプロフィリン配合剤の処方例

★トラベルミン®配合錠　1回1錠
　1日1〜3回食<u>前</u>内服 または 悪心時内服　4時間以上あけて1日3回まで

💊 ヒドロキシジンの処方例

・アタラックス®-P注25 mg　1回1A＋生食50 mL
　悪心時15分かけて点滴静注　4時間以上あけて1日4回まで

❸ 抗不安薬

- 嘔吐中枢のAch_m受容体に作用する．中枢性制吐作用に加え，過去に嘔吐した経験から同様の状況で悪心を感じる**予期性嘔吐**などに有効.

〈良い適応〉不安や緊張を伴う悪心に特に有効.

> #### 💊 抗不安薬の処方例
>
> - アルプラゾラム（ソラナックス®）0.4 mg　1回0.5〜1錠
>   または，ロラゼパム（ワイパックス®）0.5 mg　1回0.5〜1錠
>   悪心時頓用 4時間以上あけて1日3回まで または 1日3回定期内服

❹ 中枢性制吐薬（抗精神病薬）

- D_2受容体やセロトニン受容体など，悪心に関わる複数の受容体を遮断.

> **NG!** D_2受容体拮抗作用をもつ薬剤同士の併用は極力避ける.

〈良い適応〉誘因なく生じる悪心や持続的な悪心，中枢性の悪心に特に有効.

- プロクロルペラジン：効果発現が速い．眠気が比較的生じにくい.
- ハロペリドール：内服できない場合も使用可．眠気が生じうる.
- オランザピン：多数の受容体拮抗作用をもつ．他の制吐薬が効きにくい場合に少量で使用．制吐作用は長時間持続．眠気が生じやすい．糖尿病に禁忌.

> #### 💊 プロクロルペラジンの処方例
>
> - ノバミン®錠5 mg　1回1錠
>   1日1〜3回食前内服 または 悪心時内服　4時間以上あけて1日4回まで
> - ノバミン®注5 mg　1回1A　悪心時筋注 または 2A＋生食100 mL　持続静注

> #### 💊 ハロペリドールの処方例
>
> - セレネース®注5mg 1回0.3A静注または皮下注　1日3回まで

> #### 💊 オランザピンの処方例
>
> - ジプレキサ®錠2.5 mg　1回0.5〜2錠　1日1回夕食後

まとめ：制吐薬の使い方

- 悪心の特徴に応じて，❶〜❸またはプロクロルペラジンを使用してみる.
    ⇒効果がなければ，他の機序の制吐薬またはオランザピンに変更.
- 作用機序の異なる薬剤同士であれば，併用しても良い.

---

2. 便秘

対応の原則

- 定義：本来体外に排出すべき糞便を**十分量**かつ**快適**に排出できない状態[1].

> (POINT) 排便に関して何か苦痛（残便感や腹部膨満感など）があれば便
> 秘の治療を行うのが基本だが，腸閉塞など二次的な問題を回避するた
> め，患者が問題を感じていなくても介入を要する場合もある.

- 便秘の詳しい分類には専門的な検査が必要だが，どこでも実施できるもの
 ではないので，まずは症状だけで以下のように病態を推測・分類する.

1）排便困難：便が出にくく，残便感や過度の怒責による疲労が生じる
　　①硬便…「便が硬くて出にくい，出すとき肛門が痛い」
　　②便排出障害…「いきめない，便が出そうで出ない」
　　　　　　　　　※腹圧低下や，直腸の機能・形態異常が原因
2）排便回数減少：排便頻度が少なく，腹部膨満感や腹痛が生じる
　　　　　　　　　（排便が週3回未満または健常時と比べて明らかに減少）
　　③腸管蠕動低下…「便意がない，出そうな感じがしない」
　　④その他…食事摂取量不足などで便自体が少ないこともある

便秘のアセスメント

1. 問診（※「便秘のO-QR-T」）

- Onset：排便頻度はどのくらいか．最後に排便があったのはいつか.

- Quality：排便困難か，排便回数減少か．便の性状や一回量はどうか.

- Restriction：便秘による影響が日常生活に及んでいるか.

- Treatability：現在使用中の下剤の効果はどうか.

- 病歴，既往歴，現在使用中の薬剤，飲水量・食事量・運動量なども聴取.

---

1) 日本消化管学会（編）：便通異常症診療ガイドライン2023（慢性便秘症・慢性下痢症），南江堂，
2023

TIPS　排便に関する記録のポイント

- 排便の日時や回数だけでなく，便の性状・量も記録することが重要！
- 便の性状の評価には**ブリストルスケール**が便利．タイプ1～7の7段階で評価する．1が最も硬く，4が普通便，7は最も軟らかい（＝水様便）．
  記録例）〇月×日21時　泥状便（タイプ6）・片手量あり

2. 身体所見

- 腹部：外観，腸蠕動音，打診（鼓音/濁音），圧痛・緊満感の有無．
- 直腸診：肛門付近に残便感がある場合，摘便も兼ねて実施を検討．

3. 検査

- 採血：電解質（カルシウムの測定を忘れずに！），血糖，肝・腎機能．
- 画像：腹部エコー，腹部X線，腹部CT，大腸内視鏡．

> （POINT）嘔吐や強い腹部膨満感などを伴う場合，必ず腸閉塞を除外！

TIPS　腹部エコーによる残便の検査

　腹部エコーは簡便かつ患者への侵襲がなく，腸管内の便の有無や性状などが観察できる便利なツールである．特に直腸内の便の評価は比較的簡便で，慣れれば医師に限らず看護師らも評価に活用できる[2]．

便秘のマネジメント

- いずれの病態でも，必ず非薬物療法を考慮する．
- 複数の病態が合併していることも多く，その場合は下剤も多剤併用を検討．

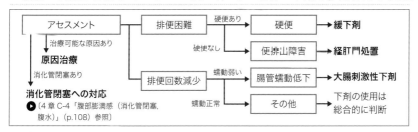

図1　便秘の対応フローチャート

2）日本創傷・オストミー・失禁管理学会看護理工学会ほか（編）：エコーによる直腸便貯留観察ベストプラクティス，照林社，2021

4章　症状緩和　C　消化器症状

1. 硬便への対応

❶ 非薬物療法

- 十分な水分摂取（目標1 L／日），水溶性食物繊維の摂取．

❷ 緩下剤

- 腹痛を起こしにくく，耐性化しにくい．
- 酸化Mgは安価だが，高Mg血症のリスクがあり，錠剤の数も多くなりがち．高齢者や低腎機能患者，長期投与を要する患者にはリナクロチド（またはルビプロストン）がお勧め．
- 2歳以上の小児には，副作用の出にくいマクロゴールを検討．
- 緩下剤同士は原則併用せず，十分増量しても効果不十分なら変更する．

表1 緩下剤の種類と特徴

		機序	長所	短所・注意点
浸透圧下剤	酸化マグネシウム	胃酸と反応して，MgCl₂になり腸管内浸透圧を上げる	量の微調整が容易 **圧倒的に安価**	高齢者・低腎機能だと高Mg血症を誘発 **⇒定期的にMg測定**
	マクロゴール（モビコール®）	腸管内に留まって，浸透圧を上げる	**小児用量が明記されている**	水で溶かして内服 **⇒やや煩雑**
上皮機能変容薬	ルビプロストン（アミティーザ®）	腸管上皮のClチャネルを活性化⇒腸管内に水分を分泌	比較的，用量調整がしやすい	**悪心が生じうる**（若い女性や，空腹時に多い）
	リナクロチド（リンゼス®）	腸管上皮のGC-C受容体刺激⇒腸管内に水分を分泌	嘔気・腹痛などの **副作用が少ない** 腸管蠕動も促進	**錠剤が大きく，やや飲みにくい**

> 🍬 **緩下剤の処方例**
>
> ★酸化マグネシウム錠330 mg　1回1〜2錠　1日1〜3回
> 　※ブリストルスケールtype 4前後になるよう自己調整を許可しても良い
> ★リンゼス®0.25 mg　1回1〜2錠　1日1回 **朝食前**
> ・モビコール®配合内用剤　1回2包（※7歳未満は1包）　1日1〜3回
> ・アミティーザ®カプセル12μg　1回1〜2カプセル　1日1〜2回

2. 便排出障害への対応

❶ 非薬物療法

- 腹圧をかけやすい姿勢を工夫（前屈み＋15 cm程の足台設置）．
- 排便リハビリ，便意がなくても定期的に便器に座る．

❷ 経肛門処置

- 摘便，浣腸，坐剤（直腸刺激性下剤）挿肛.

3. 腸管蠕動低下への対応

❶ 非薬物療法

- 運動，不溶性食物繊維の摂取.

❷ 刺激性下剤

- 腹痛を起こしやすく，耐性化しやすい.
- 便秘時に頓用するか，定期使用するならできるだけ短期間で.
- 内服薬で効果がないか，便排出障害を伴う場合は坐剤や浣腸.
- 刺激性下剤同士は原則併用せず，十分増量しても効果不十分なら変更.

> **NG!** 消化管（完全）閉塞には，不溶性食物繊維や刺激性下剤はNG！

表2 刺激性下剤の種類と特徴

		機序	長所	短所・注意点
大腸刺激性	センノシド（プルゼニド®）	腸粘膜を刺激して，腸蠕動を促進	多くは赤い錠剤で，下剤と認識されやすい	**長期連用で大腸メラノーシスのリスク有**
	ピコスルファート（ラキソベロン®）	大腸の蠕動亢進＋水分吸収阻害で軟便化	液剤は内服しやすく，**量の微調整が可能**，経管投与も可能	服薬アドヒアランスがある程度高くないと適切に使えない
直腸刺激性	ビサコジル坐剤（テレミンソフト®）	刺激性の緩下作用	**効果発現が速い**（理論上60分以内）	挿入に手間がかかる連用は避ける
	グリセリン浣腸	直腸内における刺激性の緩下作用	**効果発現が速い**直腸肛門での便塞栓や便排出障害に有効	挿入に手間がかかる連用は避ける

> **✐ 刺激性下剤の処方例**
>
> ★ラキソベロン®内用液　1回5〜15滴　1日1〜3回
> ・テレミンソフト®坐薬10 mg　1回1個　挿肛
> ・グリセリン浣腸60 mL　1回1個　注腸

4. その他の便秘への対応

❶ 食事摂取量が低下している場合

- 食事摂取量が減ると便の量が少なくなり排便回数が減少することもあるが，腸管内の滞留便や脱落した粘膜などが溜まっていることもある.

> **POINT** 「食べていないから便も出ないはず」と決めつけず，腹部エコーや腹部X線など低侵襲の検査で便の有無を確認してみる.

- 便が溜まっていなければ，無理に下剤を使って排便を促す必要はない.

❷ 排便困難と排便回数減少が混ざっている場合

- 便が硬い上に腸管蠕動が弱いなど，複数の病態が合併しているときは緩下剤と刺激性下剤を適宜組み合わせる.

> **POINT** 基本的には緩下剤を定期内服＋刺激性下剤を頓用！

- 緩下剤と刺激性下剤の作用を併せ持つエロビキシバットを使用してみる方法もある.
- エロビキシバット（グーフィス®）：胆汁酸の再吸収を抑制することで腸管内へ水分を分泌＋蠕動促進. 胆道閉塞や胆汁分泌低下があると効果減弱.

> 🖊 **エロビキシバットの処方例**
> - グーフィス®5 mg　1回1〜3錠　1日1回 <u>朝食前</u>

❸ オピオイド誘発性便秘症（opioid-induced constipation：OIC）がみられる場合

> **POINT** オピオイド開始後に便秘が出現・悪化した場合はOICを疑い，早期にナルデメジンを開始（※予防的投与は保険上認められないことがある）. 一気に効果発現して下痢になることがあるが，数日で落ち着く.

- ナルデメジン開始後も改善しなければ，他の下剤の調整や，オピオイドスイッチングを検討.
- ナルデメジン（スインプロイク®）：末梢性オピオイド受容体拮抗薬. オピオイドの鎮痛効果はそのままで，腸管での便秘の副作用だけ拮抗する.

> 🖊 **ナルデメジンの処方例**
> - スインプロイク®0.2 mg　1回1錠　1日1回 朝食後

❹ 全身状態が不良な場合

- 下剤の内服が困難：液剤や坐剤など，投与しやすい剤型を選択.
- トイレ歩行が困難：まずは排便に関する苦痛の訴えに傾聴. オムツ，ポータブルトイレ，定期的なトイレ誘導など排便方法を患者と話し合う.

3. 下痢

下痢のマネジメント

- 原因：感染，腸管蠕動亢進，溢流性便秘，薬剤性下痢，放射線腸炎など
  - 薬剤性下痢：抗がん剤（イリノテカン，5-FUなど），抗菌薬，鉄剤，SSRI，経腸栄養剤の影響などが原因として多い．
  - 溢流性便秘：腸管内に詰まった硬便の隙間から漏れ出た少量の水様便が，下痢と誤認される．画像検査で便貯留の有無を要確認．
- 対応：まずは感染を除外！（GHD＋CDトキシン，便培養）

1. 原因治療

- 感染：偽膜性腸炎⇒抗菌薬内服（メトロニダゾール，バンコマイシン）．
- 抗がん剤：早発性下痢⇒ブチルスコポラミン，遅発性下痢⇒ロペラミド．

2. 非薬物療法

- 腸管の安静：絶食，あるいは消化の良い流動食や軟菜食を選択．
- 水分補給：下痢で失われた水分は，飲水あるいは輸液で補充する．
- その他：ベッドをトイレの近くに配置，念のためオムツを履いておく．

3. 薬物療法

- 生菌製剤：乳幼児や，感染性腸炎を含む急性下痢にも使用可能．
- ロペラミド：末梢性オピオイド受容体に作用し，強い止痢作用を発揮．
- オピオイド：リン酸コデインと塩酸モルヒネは止痢剤としても使用可能．
- 止痢剤はほかにタンニン酸アルブミンやラモセトロンなどもあるがここでは割愛する．

🖊 止痢剤の処方例

- ★生菌製剤：ビオフェルミン®配合散　1回1～3g　1日3回
- ロペラミド：ロペミン®錠1 mg　1回1錠　1日1～2回 または 頓用
- ブチルスコポラミン：ブスコパン®錠10 mg　1回2錠　1日3回 または 頓用
- オピオイド：モルヒネ塩酸塩原末 3～5 mg　1日3～6回 または 頓用

4章

症状緩和

C 消化器症状

4. 腹部膨満感（消化管閉塞，腹水）

対応の原則

- ①臓器（便秘，**消化管閉塞**，尿閉，肝腫大），②腹腔（**腹水**，腹腔内腫瘍），③腹膜（腹膜播種，腹膜炎）のいずれかの異常により腹部膨満感が生じる．
- 本項では主に，消化管閉塞と腹水について解説する．

A. 消化管閉塞

消化管閉塞のアセスメント

- 問診：排ガスや排便の有無，既往歴や治療歴・服薬歴，随伴症状．
- 身体所見：蠕動音減弱の有無，腹膜刺激症状の有無．
- 検査：採血，腹部エコー，**腹部X線**，**CT**（※病態や閉塞部位も同定可能）．
  - ⇒①**機械的消化管閉塞**：排ガス・排便の有無により**不完全閉塞**か**完全閉塞**に分類．
  - ⇒②**機能的消化管閉塞**：病態によって**麻痺性**と**痙攣性**に分類．

消化管閉塞のマネジメント

1. 原因・病態に合わせた治療

❶ 機械的消化管閉塞

- 物理的な閉塞の解除を試みる．
  - **外科的治療**：閉塞が1か所で，全身状態が良好な場合に考慮．
  - **消化管ステント**：バイパス術などの外科的治療よりは比較的低侵襲．

TIPS 悪性消化管閉塞

悪性腫瘍による進行性の消化管閉塞を「悪性消化管閉塞（malignant bowel obstruction：MBO）」と呼ぶ．概して難治性だが，**ステロイドやオクトレオチド**による症状緩和が期待できる．

❷ 機能的消化管閉塞

- 消化管蠕動の促進・正常化を試みる.
  - 薬物療法：メトクロプラミド，パントテン酸などで蠕動促進.
  - 原因薬剤の中止：薬剤性の場合は被疑薬を中止するのが基本だが，オピオイド鎮痛薬が被疑薬の場合は，ナルデメジンでの拮抗を試してみる.

2. 消化管の安静

- 可逆的な不完全閉塞であれば，数日間の絶食・補液を行う.

> **POINT** 悪性消化管閉塞（MBO）など不可逆的で進行性の完全閉塞であれば，経口摂取によるリスクは説明した上で，本人が希望すれば少量の水分・流動物などの摂取は許可することも検討（＝QOLを優先）.

- 内服薬は必要最低限に減らし，経口以外の投与経路を検討する.

3. 消化管の減圧

❶ 薬物療法

- 消化液の分泌を減らす，消化管からの再吸収を促進する.
  - H_2受容体拮抗薬・プロトンポンプ阻害薬：胃酸分泌を減らす.
  - ブチルスコポラミン（ブスコパン®）：腸液分泌を減らす.
  - オクトレオチド（サンドスタチン®）：腸液分泌を減らし，再吸収促進.
    ※オクトレオチドの適応は「進行・再発がん患者の消化管閉塞」なので非がん患者には使用不可.
    ※持続投与が必要なためADLを阻害しうる. 他の薬物療法が奏効しない場合に投与を検討. 数日〜1週間使用して効果がなければ中止する.
    ※基本的に持続皮下注. 単回の皮下注や持続静注も可能だが，同等の効果が得られるかは不明.

🖉 機械的消化管閉塞（悪性消化管閉塞）に対する薬物療法の例

- ベタメタゾン（リンデロン®）注4 mg　1日1回　静注または皮下注
- オメプラゾール注20 mg　1日1〜2回　静注
  （上記が無効の場合）
- オクトレオチド（サンドスタチン®）　1日300μg　持続皮下注
- パントテン酸（パントール®）注100 mg　1日1〜2回　静注または皮下注

❷ 物理的減圧

- 消化管内容物を体外に排出する方法．いずれも苦痛を伴う．
  - **経鼻胃管**：イレウス管や胃瘻よりは低侵襲だが，適応は慎重に検討！

4. 対症療法

- 痛み：**アセリオ®，ロピオン®**，オピオイドの注射薬や坐剤，貼付薬を使用．オピオイドのうち蠕動抑制が少ないのは**フェンタニル**だが，完全閉塞している場合や蠕動痛が強い場合は，むしろ蠕動を抑えるモルヒネが有効．
- 悪心：**メトクロプラミド**などの蠕動促進薬は完全閉塞には禁忌．

表1 ▷ 消化管閉塞の分類と対応

病態		①原因治療	②腸管安静	③腸管減圧	④対症療法
機械的消化管閉塞 ・良性閉塞 ・悪性閉塞	**完全閉塞**	・**ステロイド** （※MBOの場合） ・**手術療法** ・**消化管ステント**	・絶食，補液 ・内服薬の投与経路変更	**物理的減圧** ・経鼻胃管 ・イレウス管 ・胃瘻 **薬物療法** ・H_2受容体拮抗薬またはプロトンポンプ阻害薬 ・ブチルスコポラミン ・**オクトレオチド** （※他の薬が無効なMBOの場合）	鎮痛薬 ・NSAIDs ・アセトアミノフェン ・**モルヒネ** 制吐剤 ・ヒドロキシジン ・クロルフェニラミン ・ハロペリドール ・プロクロルペラジン ・オランザピン
	不完全閉塞				
機能的消化管閉塞 ・麻痺性イレウス ・痙攣性イレウス		・被疑薬の中止 拮抗薬投与 （※薬剤性の場合） ・電解質補正 ・メトクロプラミド ・パントテン酸			鎮痛薬 ・NSAIDs ・アセトアミノフェン ・**フェンタニル** 制吐剤 ・**メトクロプラミド** ・プロクロルペラジン ・オランザピン

B. 腹水

腹水のアセスメント

- 問診：苦痛の有無，随伴症状（痛み・悪心・食欲不振など）の有無．
- 身体所見：打診⇒鼓音と濁音の境界（濁音界）が体位によって移動する．
- 検査：採血…炎症所見，Alb，肝機能，腎機能，心機能（BNP）．

  腹水…血清−腹水 Alb 勾配（SAAG）＝血清 Alb 値−腹水 Alb 値

  ⇒SAAG が1.1以上なら**漏出性腹水**⇒利尿薬が効きやすい．

  SAAG が1.1未満（滲出性腹水）あるいは，細胞診でがん細胞あり（**悪性腹水**）⇒利尿薬が効きにくい．

  画像…**腹部エコー**（簡便かつ低侵襲で，少量でも腹水を検出可），腹部 X 線・CT．

腹水のマネジメント

1. 非薬物療法

- 排泄：排尿や排便をスムーズに行えるよう，薬剤や環境を調整．
- 皮膚ケア：伸展して脆弱になった皮膚の保湿・保清をしっかり行う．
- その他：起坐位，分割食，温罨法，リラクセーション，アロマなどを検討．

2. 薬物療法

- 利尿薬：漏出性腹水には特に効果が期待できる．

NG! 腎機能や電解質を定期的に確認し，漫然と継続しない！

- ステロイド：悪性腹水を軽減させることがあるが，奏効率は高くない印象．

🔖 処方例
- フロセミド（ラシックス®）20 mg　1回0.5〜2錠　1日1〜2回
- スピロノラクトン（アルダクトンA®）錠25 mg　1回1錠　1日2回
- ベタメタゾン（リンデロン®）0.5 mg　1回2〜4錠　1日2回朝<u>昼</u>食後

3. 腹腔穿刺（腹水ドレナージ）

- 非薬物療法や薬物療法が奏効しない場合に検討．

4章 症状緩和 C 消化器症状

- 腹部エコーで腹壁から臓器まで3 cm以上のecho free spaceがある部位を穿刺.
- 腹水があまり溜まっていないと, 腹壁が軟らかくて穿刺しにくく, 腸管誤穿刺のリスクも高くなる（腹部膨満感が強くならないと穿刺が難しい）.
- 合併症：多いのは血圧低下（1回に抜く腹水の量を減らし, ゆっくり排液することでリスクは減らせる）.
  経験的に蛋白喪失を起こすとされるが, 十分なエビデンスはない.
  ほかに, 穿刺による腹水漏出, 出血, 感染, 腸管穿孔のリスクあり.

> **POINT** 1回1〜3L, ペースは1〜2L/時であれば比較的安全に除水可[1)]

Column 腹水を抜くと弱る？

　昔からよく「腹水を抜くと弱る」と言われますが, 本当でしょうか？　がん患者の腹水を抜いたらすぐ亡くなってしまった…という医療者の経験則かもしれませんが, そもそも患者の状態が悪いから腹水が溜まるので, 腹水を抜くか抜かないかは残念な結果と関係なかったかもしれません.
　実際, 最近の研究で悪性腹水を抜いても抜かなくても, 生存期間に有意差はなかったことがわかりました[2)]. もちろん侵襲的な処置なので, 慎重に実施するかどうか考える必要がありますが, 患者が腹水による腹部膨満感で苦しんでいるのであれば, 「抜くと弱るから…」と躊躇せず, 穿刺排液を検討しても良いのではないでしょうか.

4. 腹腔カテーテル留置（持続腹水ドレナージ）

- 難治性腹水の場合, 頻回の腹腔穿刺による苦痛や合併症を避けるため検討.
- 腹水があまり溜まっていなくても安全に除水できる.
  ⇒腹部膨満感が強くなる前に, 定期的に1〜2Lずつ除水することも可能.
- 訪問看護・訪問診療と上手く連携できれば, 在宅でも管理できる.

5. 腹水濾過再静注療法（cell-free and concentrated ascites reinfusion therapy：CART）

- 抜いた腹水を濾過してアルブミンなどの必要な成分を再静注する方法.
  腹水ドレナージ（＝抜くだけ）と比べて有益かどうかは結論が出ていない.
- 治療コストが高く, 保険算定は2週間に1回しかできない点に注意.

1) 日本緩和医療学会 ガイドライン統括委員会（編）：がん患者の消化器症状の緩和に関するガイドライン 2017年版, 金原出版, 東京, 2017
2) Masuda K, et al：Support Care Cancer **30**：6233-6241, 2022

TIPS　腹腔カテーテル留置

　腹腔内にカテーテルを留置する方法や使う道具は慣れたもので構わないが，参考として穿刺手順の一例を記載する．

【使用物品】
- 8Fr×20 cm アスピレーションキット
- 排液バッグ（閉鎖式導尿バッグなど）
- 縫合セット（持針器，剪刀，縫合糸，角針など）

【手順】
① まずエコーで安全に穿刺できる部位を同定し，マーキングする．
② 穿刺部位を消毒し，局所麻酔薬を皮下〜腹膜まで注入する．
③ 局所麻酔薬が十分効いていることを確認して，穿刺部位の皮膚に尖刃刀で3 mm幅の切り込みを入れ，カテーテルを刺入する．
④ 腹膜をプツッと貫く感覚があったら，カテーテル全体をゆっくり進めて，カテーテル内から腹水が逆流してきたら外筒を残して内針だけを抜く．
⑤ カテーテルを排液バッグと接続し，刺入部を縫合して固定する．
⑥ 刺入部はガーゼや防水のフィルム材などで保護する．

【管理】
　排液バッグは除水を行わないときは取り外せる．防水フィルムなどで覆っておけば，入浴も可能．刺入部は週2回程度，消毒を行う．

【皮下トンネルを作成する場合】
　長期留置を要する場合や，免疫抑制状態で感染リスクが高い場合は，感染リスク低減のために皮下トンネルを作成することもある（その場合はシングルルーメンの中心静脈カテーテルを使用する）．
　詳しい手順は，下記Webサイトに記載されている．

4章

症状緩和

C

消化器症状

5. 食事摂取量低下

対応の原則

> **(POINT)** 食べることには栄養学的・医学的意義だけでなく，味や食事の
> 時間を楽しむ，人間らしい営みを送るといった情緒的な意義もある.

⇒食べられないことの苦痛は，点滴や経腸栄養を行うだけでは解決しない
こともあり，多職種による全人的ケアを必要とする！

食事摂取量低下のアセスメント・マネジメント

- 問診：食べられない理由（**食欲不振，悪心，味覚障害などの有無は？**）
  摂食量減少の程度（**食事量は病気でないときの何割程に減った？**）
  食事に関する考え（**苦痛と感じている？　何に困っている？**）
- 身体所見：開口してもらい，口腔内の乾燥・偽膜形成などないか観察.
- 検査：Alb値などはあくまで参考！　数値に固執しない！

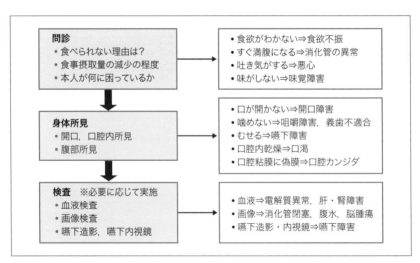

図1 食事摂取量低下のアセスメント

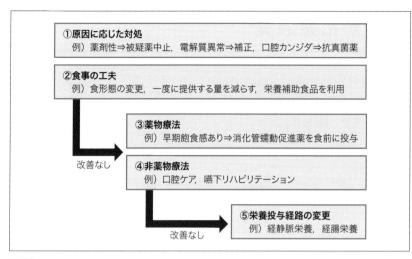

図2 食事摂取量低下のマネジメント

1. 食事の工夫

- 食事のメニューや量, 味付けなどは可能な範囲で本人の意向を反映する.
- 食形態は, 咀嚼障害には刻み・流動食, 嚥下障害にはとろみ付けを検討.
- 少量で高カロリーかつ各種栄養素が補充できる**栄養補助食品**を活用する.
- 家族が食事介助する, イベント食を提供するなど, 様々な工夫が可能.

2. 薬物療法

> 🔵 **食事摂取量低下への処方例**
>
> - すぐ満腹になる　⇒プリンペラン®錠5 mg　1回1錠　1日1～3回食前
> - 持続的な悪心がある　⇒ノバミン®錠5 mg　1回1錠　1日1～3回食前
>   　　　　　　　　　　　ジプレキサ®錠2.5 mg　1回1錠　1日1回夕食後
> - なんとなく食欲がない　⇒六君子湯1回1包　1日2～3回食前
> - 何らかの痛みで食事が摂れない　⇒食事の30～60分前に鎮痛薬を投与

3. 非薬物療法

- 口腔ケア：清掃, 保湿, 唾液刺激薬, 人工唾液など.
- 嚥下リハビリ：直接的／間接的 嚥下機能訓練.

6. がん悪液質

がん悪液質のマネジメント

- がん悪液質：腫瘍由来のサイトカインなどが引き起こす代謝障害症候群．
  特徴は①難治性かつ進行性，②安静エネルギー消費増加，③骨格筋の減少．

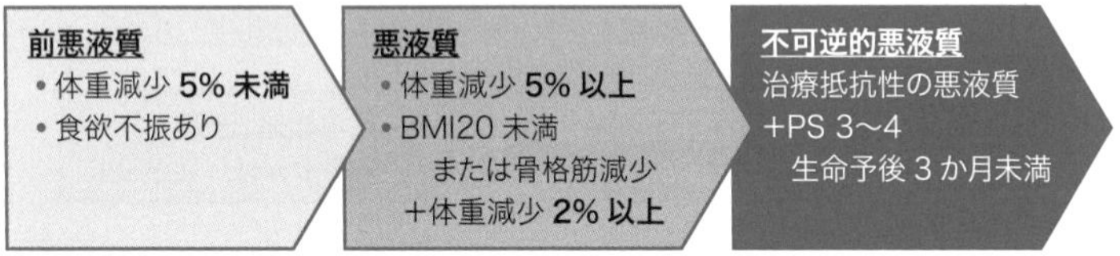

前悪液質	悪液質	不可逆的悪液質
・体重減少 **5% 未満**	・体重減少 **5% 以上**	治療抵抗性の悪液質
・食欲不振あり	・BMI20 未満	+PS 3〜4
	または骨格筋減少	生命予後 3 か月未満
	＋体重減少 **2% 以上**	

図1 ▷ 悪液質のステージと診断基準

表1 ▷ 悪液質のステージごとの対応方針

	栄養療法	運動療法	薬物療法
前悪液質	積極的な栄養療法を行う	ADL維持・改善を目標に積極的に実施	アナモレリン 六君子湯
悪液質			ステロイド
不可逆的悪液質	無理な栄養療法は避ける	QOL維持・改善を目標に実施	

1. 薬物療法

- **アナモレリン**：グレリン受容体の活性化により食欲を亢進．適応は一部の
  がん種（胃がん，膵がん，非小細胞肺がん，大腸がん）に限られる．
- **六君子湯**：アナモレリンと同様，グレリン受容体の活性化作用をもつ．
- **ステロイド**：食欲増進効果は2〜3日で発現し，数週間持続する．

💊 がん悪液質による食事摂取量低下への処方例

- アナモレリン（エドルミズ®）錠50 mg　1回2錠　1日1回食前
- 六君子湯 1回1包　1日2〜3回食前
- ベタメタゾン（リンデロン®）錠0.5 mg　1回2錠　1日2回朝昼食後

Column 食事が入らない患者・家族とのコミュニケーション

「食事が全然入りません」「こんなに痩せてしまいました」という患者や家族の訴えを聞くことがあると思いますが，筆者はこういった訴えの背景に，多少なりとも「このままでは死んでしまう」という死の予感や怖れがあるのではないかと感じます．医学に詳しくなければ肝機能や腎機能が悪いと言われてもピンとこないかもしれませんが，食べられないと死ぬ，ということは誰でも知っているからです．

そのため，食事摂取量低下や悪液質のケアでは，コミュニケーションがとても重要になります．まずは患者や家族が現状をどう感じているのか，どんな不安をもっているのかなどについて傾聴することが重要です．

傾聴だけで十分な場合もありますが，状況に応じて，必要ならば以下のような説明を行うと良いかと思います．

- 今後，病気の進行に伴ってどのような変化が生じると予想されるか説明．
- （不可逆的悪液質の場合）残念ながら経腸栄養や輸液で改善するものではないことを伝える．
- バランスのとれた食事でなくても良いので，患者本人が食べたい物を，食べたいときに，食べられる量だけ食べると良いと説明．
- 家族や介護者の方々には，無理に食事を摂らせようとするよりも，ただ傍にいて話を聞くことの方がずっと重要だと伝える．

「なんとか食べられるようにしてください」「点滴をしてください」という訴えは「なんとか生かしてください」と同義かもしれません．食事・栄養に関するコミュニケーションは，生と死に密接に結びついたコミュニケーションだと考え，丁寧に対応するよう心がけましょう．

クイズで総復習！

Q1 使用中の制吐薬の効果が不十分な場合は，機序の異なる薬剤を併用する．
⇒○か×か？

Q2 消化管閉塞のある患者に使用する制吐剤として<u>適切でない</u>のはどれか？
⇒A．メトクロプラミド　B．オランザピン　C．デキサメタゾン

Q3 高齢者や低腎機能患者の便秘には，酸化Mgよりもルビプロストンやリナクロチドの使用を勧める．⇒○か×か？

Q4 刺激性下剤の特徴や使い方として適切なのはどれか？
⇒A．定期で使用する薬として用いるのが原則
　B．基本的に耐性化はしない
　C．腹痛をきたしうることを患者に説明しておく

Q5 悪性腫瘍による消化管の完全閉塞を認める場合は，絶食・補液が必須．
⇒○か×か？

Q6 下痢の治療薬として<u>使われない</u>のはどれか？
⇒A．ロペラミド　B．エロビキシバット　C．モルヒネ

Q7 オクトレオチドについて正しい記述はどれか？
⇒A．がん以外による消化管閉塞にも使用できる
　B．数日間投与しても効果がないか消化管閉塞が改善したら中止する
　C．比較的安価なため，高リスク群には予防的投与も検討する

Q8 血清–腹水Alb勾配が1.1より小さければ，利尿薬による腹水軽減の効果が期待される．⇒○か×か？

Q9 初めて腹水ドレナージを行う場合は，1〜2 L/時のペースで，1〜3 L除水を行う．⇒○か×か？

Q10 食事摂取量低下の病態と薬物療法の組み合わせで<u>正しくない</u>のはどれか？
⇒A．早期飽食感ーメトクロプラミド　B．悪心ープロクロルペラジン
　C．がん悪液質ーアナモレリン　D．放射線口腔粘膜炎ーファンギゾン

Q11 食事摂取量低下への対応について，<u>正しくない</u>のはどれか？
⇒A．終末期の患者には，無理に点滴や経管栄養を行う必要はない
　B．食欲の落ちた患者に，患者の家族が無理に食事を摂らせようとしたら，患者の負担になるのでやめさせる
　C．食事が摂取できない原因や病態をできるだけ把握する

Q12 悪液質について正しい記述はどれか？
⇒A．中心静脈栄養や経腸栄養を積極的に行うことで容易に改善する
　B．不可逆的悪液質と判断される場合は，QOL維持を最優先とする
　C．アナモレリンはがん種を問わず使用できる

- -

A1 ×　**A2** A　**A3** ○　**A4** C　**A5** ×　**A6** B

A7 B　**A8** ×　**A9** ○　**A10** D　**A11** B　**A12** B

Column　百聞は一見に如かず　〜緩和ケア病棟に来てみませんか？〜

　筆者が勤務する緩和ケア病棟には，患者や家族だけでなく，実習中の学生や，見学に来た医師・看護師など，様々な方が出入りされます．

　その中でも多くの人が口にするのが「案外，雰囲気が明るいんですね」という感想です．もちろん温かみのある内装など見た目の工夫も影響しているとは思いますが，スタッフが一般病棟と変わらない様子で働いていたり，回診で患者と冗談を言い合ったりする様子を見て「雰囲気が明るい」と感じるようです．

　緩和ケア病棟というと，どうしても「看取りの場」というイメージがあるようですが，当院を含む多くの緩和ケア病棟では，終末期ではない患者の入院も受け入れています．例えば集中的な症状コントロールが必要な場合や，家族の負担軽減のための入院（レスパイト入院）が必要な場合は，一時的に入院して，その後は自宅に帰ることもできます．

　特に緩和ケア病棟に患者を送り出すことがある医療者の方は，緩和ケア病棟がどんな場所なのか，一度見学に来てみると良いかもしれません．そうして自分の目で見た感想を伝えれば，患者や家族のイメージも少しずつ変わっていくのではないでしょうか．

4章

症状緩和

C 消化器症状

1. ステロイド

ステロイドの概要

> **POINT** ステロイド（コルチコステロイド）は，がんの緩和ケアにおいて，鎮痛薬，鎮静薬と並ぶキードラッグ.

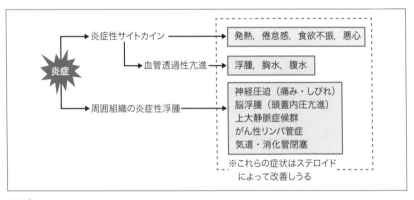

図1 ステロイドで改善しうる症状

- 強い抗炎症作用をもち，がんが引き起こす炎症による諸症状を抑える.
- ステロイド製剤の中でも，**デキサメタゾンかベタメタゾン**が第一選択.
  - ⇒理由：長時間作用型なので投与回数が少なくて済む，電解質作用による浮腫などの副作用が少ない，抗炎症作用や食欲増進作用が強い.

> **POINT** ステロイドの副作用は多岐にわたるが，開始後早期から注意すべきものと，長期使用する際に注意すべきものに分けて考える.

1. 開始後早期から注意すべき主な副作用

- **高血糖**：生命予後が数か月以内なら厳密に管理しなくても良いが，糖尿病性ケトアシドーシスや高浸透圧高血糖症候群には注意.
- **精神症状**：様々な精神症状が生じうるが，多いのはせん妄，不眠，抑うつ.
- **消化性潰瘍**：特にNSAIDsや抗凝固薬との併用でリスクが大幅に上昇する

ので，プロトンポンプ阻害薬などの制酸剤併用を検討.

2. 数週間以上使用しているときに注意すべき主な副作用

- 口腔カンジダ：味覚障害の原因となる．定期的に口腔内を観察・清掃.

> **口腔カンジダへの処方例**
>
> - フロリード®ゲル　1日3回毎食後　口腔内塗布
> - ファンギゾン®シロップ　1回1 mL　1日3回毎食後　口腔内塗布
>   あるいは，5 mLを水500 mLに溶かしたもので1日3回毎食後含嗽

- 易感染性：デキサメタゾン（ベタメタゾン）4 mg/日以上で長期使用すると
  リスクが高くなる．⇒症状を見ながらできるだけ漸減.
- 副腎不全：2週間以上継続投与している場合は，慎重に漸減する.
- 骨粗しょう症，圧迫骨折，白内障，緑内障：数か月以上の投与で生じうる.

ステロイドの使い方

1. ステロイドを開始するコツ

- ステロイドによる症状緩和効果は，比較的早期の患者ほど得られやすい.
- 一方で，早くから長期にわたって使用し続けると副作用のリスクが増す.

> **POINT** 何の症状に対してステロイドを使用するか，必ず使用開始前から
> 決めておき，定期的に効果判定しつつ積極的に漸減・中止を検討する.

- 基本的に3日以内には効果発現するので，開始後3〜5日で効果判定.
  ⇒1週間以内の投与なら，漸減せず中止しても副腎不全は生じにくい.

> **POINT** 使用量は，デキサメタゾンまたはベタメタゾン4 mg/日が基準.
> ※デキサメタゾン注3.3 mgはベタメタゾン注4 mgに相当する.

  ⇒患者の年齢や症状によって，使用量を適宜調整する.

表1 症状ごとの推奨使用量

症状	デキサメタゾン（ベタメタゾン）投与量
倦怠感，食欲不振，腫瘍熱	開始2〜4 mg → 維持1〜2 mg
痛み，悪心，呼吸困難，胸・腹水	開始4〜8 mg → 維持2〜4 mg
脳転移，上大静脈症候群，脊椎転移による麻痺	開始8〜16 mg → 維持4 mg

2. ステロイドの用量調整

- 基本的には漸減法を勧めるが，状況によっては漸増法でも可．
- 漸減法：多めの量で開始し，漸減していく方法．短期間でステロイドが有効かどうか判定しやすいので，結果的に長期使用を避けられる．

> **💊 漸減法でのステロイド使用例**
>
> - デキサメタゾン（デカドロン®）または ベタメタゾン（リンデロン®）
>   0.5 mg　1回4錠　1日2回朝昼食後　**(＝4 mg/日)**
>   ⇒3〜5日で効果判定．明らかな効果がなければ中止．
>   効果があれば1〜2週ごとに1/2量に漸減し，効果のある最小量で継続．

- 漸増法：少量から開始し，漸増していく方法．高血糖・せん妄・消化性潰瘍などの開始後早期の副作用リスクが高い患者に有用．

> **💊 漸増法でのステロイド使用例**
>
> - デキサメタゾン（デカドロン®）または ベタメタゾン（リンデロン®）
>   0.5 mg　1回2錠　1日1回朝食後　**(＝1 mg/日)**
>   ⇒3〜7日ごとに効果判定し，効果がみられるまで1 mg/日ずつ漸増．
>   目標の用量まで増量しても効果がないか副作用が生じるなら中止．

3. ステロイドを中止するタイミング

- 数か月以上の生命予後が見込めるとき（※できるだけ漸減・中止）．
- 副作用がコントロールできないとき．
- 明らかな効果がないorなくなったとき（※予後1〜2週になると，ステロイドの効果は減弱・無効化することが多い）．
- 終末期に鎮静（特に持続的鎮静）を始めるとき．

TIPS　ステロイドに関する説明

- ステロイドに対してネガティブなイメージがある人は少なくない．
  ⇒使用する目的，メリット・必要性などをよく説明する．
  　短期間なら副作用は少ないことや，積極的に減量していくと説明．
- ステロイドが著効して諸症状が改善すると，疾患そのものが改善したと患者が誤認することがある．
  　⇒あくまで症状を一時的に抑え込んでいるだけなので，調子が良い間にやりたいこと・やるべきことを実行するよう勧める．

2. 浮腫

浮腫の主な原因

- 全身性浮腫：低栄養，悪液質，心不全，腎不全，肝硬変，甲状腺機能異常.
- 局所性浮腫：静脈あるいはリンパ管閉塞〔深部静脈血栓症（deep vein thrombosis：DVT），腫瘍閉塞〕，蜂窩織炎，腹水貯留.

浮腫のマネジメント

> (POINT) 物理療法やケアが基本！　薬物療法は，心不全や肝硬変など一部の病態による浮腫に限って有効な場合がある.

1. 物理療法・ケア

- スキンケア：合併症予防のため，3保（保清・保護・保湿）が重要.
- 物理療法：①患肢の挙上：臥床時は枕などを使って患肢を10〜15cm挙上.
  - ②圧迫療法：弾性包帯や弾性ストッキングを装用.
  - ③運動療法：圧迫療法を行いつつ運動するとより効果的.
  - ④用手リンパドレナージ（MLD）：患肢を愛護的にマッサージ.
  - ※MLDを行う場合は，事前にエコーなどでDVTを除外！

2. 薬物療法

- 利尿薬：心不全・腎不全・肝硬変などによる全身性浮腫に特に有効.
- 病態によってはステロイドやAlb製剤を併用すると有効な場合あり.

3. 合併症治療

- 蜂窩織炎：虫刺されや軽微な外傷でも生じ，患肢の痛み・紅斑を呈する.
  - ⇒対応：ペニシリン系抗菌薬を7〜10日間投与.
- リンパ漏：高度な浮腫によって皮膚表面からリンパ液が漏出してくる.
  - リンパ漏によって浮腫自体は軽減することもある.
  - ⇒対応：スキンケア，患肢挙上，吸水性の高いパッドなどで覆う.

右端縦書き：4章　症状緩和　D　その他の身体症状

3. 倦怠感

対応の原則

> **(POINT)** 倦怠感は終末期患者のほとんどが経験する，改善の難しい症状．
> ⇒終末期の治療困難な倦怠感には，鎮静が必要になることも多い！

- がん関連倦怠感：がんの進行に伴って生じる倦怠感．
  - ①一次的倦怠感：炎症性サイトカインによる倦怠感
  - ②二次的倦怠感：貧血，感染，代謝異常などによる倦怠感
- 非がん疾患の倦怠感：心不全，腎不全，COPDなどの慢性消耗性疾患が原因．

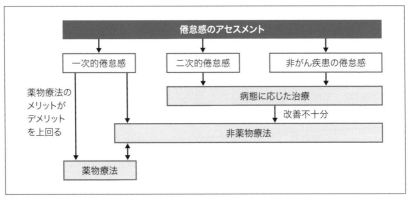

図1 倦怠感の対応フローチャート

倦怠感のアセスメント

- 問診：増悪・寛解因子，治療歴，食事摂取量，活動量，睡眠状況．
- 検査：血算，CRP，アルブミン，電解質，BUN/Cre比など．
- 評価：倦怠感の程度（定量的），生活に与える支障（定性的）．
  - NRS，VAS：定量的評価のみ可能，簡便で経時的評価に向く．
  - Brief Fatigue Inventory（BFI）：定量的・定性的両方の評価が可能．

倦怠感のマネジメント

1. 病態に応じた治療

❶ がんによる二次的倦怠感

- 電解質異常：特に低Na血症や高Ca血症が多い．→電解質補正
- 感染症：状況に応じて，**抗菌薬投与やドレナージを検討**．
- 貧血：状況に応じて，**鉄剤投与や輸血を検討**．
- 医原性：薬剤（オピオイド，向精神薬，利尿薬など）**→中止・変更**

  化学療法 **→レジメンの見直し，ステロイドの投与期間延長**など

  放射線療法 **→照射スケジュールの見直し**など

❷ 非がん疾患の倦怠感

- 疾患そのものへの治療（例：心不全**→利尿薬・強心薬**，腎不全**→透析**，COPD**→酸素療法**など）が，倦怠感の改善につながることもある．

2. 非薬物療法

- **エネルギー温存療法**[1]：倦怠感の強くない時間帯に優先度の高い活動を行う．また，普段の活動を負担の少ない方法に変更したり，他人に任せる．
- **入浴**[2]：湯船につかる入浴で倦怠感が改善することもある．
- **有酸素運動**：散歩，ストレッチ，ヨガなどを無理のない範囲で行う．
- **リハビリ**：ADLの改善が困難な状況においても，リハビリは倦怠感の軽減やQOLの維持・改善に役立つため，積極的に検討する．

3. 薬物療法

- **ステロイド**：がんによる一次的倦怠感に有効．食欲不振や腫瘍熱を伴う場合は良い適応．非がん疾患の倦怠感には無効．　❹4章D-1（p.120）参照
- **漢方薬**：参耆剤（人参＋黄耆を含有する漢方）である**補中益気湯**，**十全大補湯**が選択肢．PSが比較的良く，ステロイドが使いにくい場合に検討．

> 🖊 **処方例**　★デキサメタゾン（デカドロン®）0.5 mg　1回4錠　1日2回朝昼食後
> ★補中益気湯 または 十全大補湯　1回1包　1日3回毎食前

1) Sadaghi E, et al：Asian Pac J Cancer Prev **17**：4783-4790, 2016
2) Hayashi E, et al：J Hosp Palliat Nurs **24**：30-39, 2022

4. 発熱

対応の原則

- fever work-upなど，一般的な発熱の対応についての解説は他書に譲る．本項では「症状緩和を優先する進行がん患者の発熱」について解説する．
- 発熱の原因は過半数が感染症だが，**尿路感染症**と**呼吸器感染症**（肺炎）が特に多い．終末期には**皮膚感染**も多くなる．感染症以外なら**腫瘍熱**も多い．

発熱のアセスメント

> **POINT** まずは感染症の可能性を念頭に置いて対応する．頻度が高く，診断が容易な尿路感染症・肺炎だけでも最低限調べた方が良い．

- 問診：発熱・解熱のタイミング，自覚症状，解熱剤使用の有無と効果など．
- 身体所見：呼吸音，圧痛の有無，皮膚異常の有無など．
- 検査：血液検査，尿検査，各種培養検査，胸部X線，CTなど．

> **POINT** 目的が「発熱に伴う苦痛を緩和すること」なら，かえって苦痛を与えるような検査は避ける．（例：血液培養は無理に2セット採らない，痰や尿も出なければ無理に採取しようとしない）

発熱のマネジメント

1. 感染症

> **NG!** 感染症＝抗菌薬投与！ と考えず，メリットとデメリットを検討．

❶ 抗菌薬投与のメリット

- 尿路感染症では高率に症状が軽減するが，他部位では効果は低い[1]．
- 生命予後が改善することもある（一方で，改善しないことも多々ある）．
- 本人や家族，医療者が「治療を行っている」という感覚を得られる．

---

1) White PH, et al：J Pain Symptom Manage **25**：438-443, 2003

❷ 抗菌薬投与のデメリット

- 有害事象：耐性菌出現，菌交代，アレルギー，肝・腎障害など

    ⇒対策：**適切な抗菌薬選択，モニタリング**

- 投与による負担：頻回の血管穿刺，血管外漏出，投与中の拘束感など

    ⇒対策：**内服や皮下投与を選択，投与回数・時間の検討**

- 治療方針への影響：緩和ケア利用の遅れ，予後やケアの目標との矛盾

    ⇒対策：**本人・家族と治療方針（何を優先するか）をよく話し合う**

- すでに全身状態が不良で，感染症を治療したとしても予後改善が期待できない場合は，患者や家族の意向を確認しつつ腫瘍熱に準じた対応を行う.

❸ Time Limited Trial（TLT）

> (POINT) **積極的に検査を行えない場合，診断的治療として抗菌薬を投与するのも一つの方法.**

- セフトリアキソン：1日1回投与，皮下投与可能. 頻度の高い肺炎や尿路感染症を（原因菌次第だが）概ねカバーできる. ⇒TLTに使いやすい！

🖋 処方例

★セフトリアキソン1〜2 g/日　点滴または皮下投与
　3日間投与し，4日目に採血再検
⇒発熱や炎症所見の改善を認めたら7〜14日間継続. 改善なければ中止.

2. 腫瘍熱

- 腫瘍熱とは：腫瘍に関連したサイトカインの放出による発熱.

表1 腫瘍熱を疑う所見

- ほぼ毎日，同じくらいの時間帯に発熱がみられる
- 発熱以外の自他覚所見に乏しい，抗菌薬のTLTで改善しない
- 自然経過で解熱，またはNSAIDsの使用で速やかに解熱する
- CRP値は感染症と有意差はないが，白血球数は増加しにくい
- 好中球率が少なめ，リンパ球率が多め

- 腫瘍熱の場合，患者本人の苦痛がなければ**クーリングしつつ経過観察**.
- 苦痛があれば**NSAIDs**（※種類は何でも良い）や**アセトアミノフェン**投与.
  ⇒効果不十分な場合，**ステロイド**で解熱が得られることもある.

5. 骨関連事象（SRE）

SREの概要

- 骨関連事象（skeletal-related events：SRE）とは，骨腫瘍などによって生じる病的骨折，脊髄圧迫，高Ca血症などの総称．

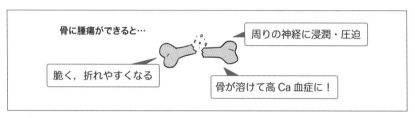

図1 SREの発症イメージ

病的骨折・脊髄圧迫

- 病的骨折は脊椎や長管骨に多い．脊椎腫瘍は進行すると脊髄を圧迫する．
- 腫瘍による病的骨折も脊髄圧迫も，対応の基本方針は似ている．

> **(POINT)** 1）神経症状（麻痺・膀胱直腸障害など）あり
> ⇒①ステロイド／②放射線治療／③手術
>
> 2）痛みあり
> ⇒④鎮痛薬〔●4章A-2 (p.54) 参照〕／⑤骨吸収抑制薬

①ステロイド：高用量を速やかに開始することで，圧迫された神経の浮腫を軽減し，血流を維持して麻痺の進行を抑える．⇒その間に上記②③を検討．

> **(POINT)** できるだけ迅速に投与した方が，神経予後が良好となる！

💊 処方例

★デキサメタゾン注 9.9 〜 13.2 mg/日 ※ベタメタゾン注12 〜 16 mg/日でも可
　　静注または皮下注
　⇒神経症状を観察しつつ3日ごとに3 〜 5割ずつ漸減，なるべく少量で継続
※胃潰瘍予防のため，必ず制酸薬（プロトンポンプ阻害薬など）を併用

②放射線治療：痛みや神経症状の改善のため，なるべく早期に実施！

> (POINT) 目的や患者の生命予後に応じて照射回数や照射線量を使い分ける．鎮痛効果や副作用の発現率は同等なので[1]，症状緩和目的ならば緩和的放射線治療を選択した方が患者の負担は少ない．

表1 放射線治療の種類

	目的	生命予後	照射回数の目安
緩和的放射線治療	症状緩和，QOL改善	2～3か月以下	単回～10回以下
根治的放射線治療	根治，長期の再発予防	半年以上	10回以上

③手術：患者の希望，全身状態，予測される生命予後，手術のメリット・デメリットなどから総合的に実施するか否かを検討．

> (NG!) 「末期がん＝手術しない」と決めつけない！

④骨吸収抑制薬：骨吸収抑制・病的骨折のリスク低減→鎮痛の可能性あり．予後数か月以上なら，顎骨壊死予防のため先に歯科診察！

> **処方例**
>
> ・ゾレドロン酸（ゾメタ®）4 mg　点滴静注　4～12週ごとに投与
> ・デノスマブ（ランマーク®）120 mg　皮下注　4週ごとに投与

高Ca血症

・高Ca血症の症状は倦怠感，悪心，便秘，精神症状など，多様かつ非特異的．

> (POINT) 見落とさないよう，進行がん患者は定期的にCaを確認！

・補正Ca値を計算したら高Ca血症だった！　ということもあるので要注意．
　⇒補正Ca値＝（4－血清Alb値）＋血清Ca値

・補正Ca値 12以上で，高Ca血症による症状を疑う場合　⇒ゾレドロン酸を投与．最初の数日は効果発現の速いエルカトニンを併用しても良い．

・多発性骨髄腫による高Ca血症には，ステロイドが有効．

> (NG!) 生食の大量輸液や利尿薬投与は，有益性が低いためNG．

1）Maranzano E, et al：J Clin Oncol **23**：3358-3365, 2005

6. 痒み

痒み（瘙痒感）のアセスメント

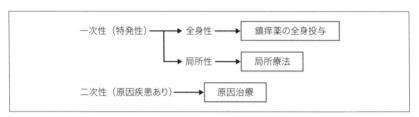

図1 痒みの対応フローチャート

- 急性発症だとヒスタミン経路が関与していることが多く，抗ヒスタミン薬が効きやすい.

1. 原因検索

①**まずは痒みのある部位を診察**：皮膚の乾燥（または湿潤）の有無を確認. 皮疹があれば蕁麻疹や皮膚炎などの皮膚疾患を鑑別.

②**薬剤性を疑う**：どんな薬も薬疹を起こしうるので，最近始めた薬から順に確認. オピオイドなどは皮疹を伴わず痒みの原因となりうる.

③**全身疾患を鑑別**：血液疾患，肝硬変，尿毒症，甲状腺疾患などを鑑別.

④**上記で診断がつかない場合**：腫瘍随伴症候群による痒みなども考える.

痒み（瘙痒感）のマネジメント

1. 皮膚ケア

> **POINT** 皮膚の刺激を極力避けることが重要＝できるだけ掻かない！

- 痒いときは冷やす，軟膏を塗る. どうしても掻きたいときも軽くこする程度に留めるか，もし掻いても刺激が減るよう爪を切る，手袋をする.
- 摩擦が少なく通気性の良い素材のゆったりした衣服を使う. 皮膚を温めすぎない. 入浴はぬるめの湯で短時間. 布団をかけすぎない.

2. 局所療法

- 乾燥あり⇒保湿剤（白色ワセリン，ヘパリン類似物質など）
- 湿潤あり（オムツかぶれなど）⇒亜鉛華軟膏など
- 発赤あり または 皮膚所見なし⇒抗ヒスタミン外用剤
- 発赤あり＋局所の感染なし⇒ステロイド外用剤　※安易な使用はNG！
- メントールやリドカインなどを含む軟膏が有効なこともある．

3. 鎮痒薬（全身投与）

- 全身性の痒みであれば，鎮痒薬を内服や注射で全身投与する．
- 抗ヒスタミン薬
  - 第一世代H_1受容体拮抗薬（クロルフェニラミン，ヒドロキシジンなど）：血液脳関門を通過しやすいため眠気が生じやすいが，鎮痒効果は高い．
  - 第二世代H_1受容体拮抗薬（フェキソフェナジン，セチリジンなど）：血液脳関門を通過しにくいため眠気が生じにくいが，鎮痒効果は弱め．
- ステロイド（プレドニゾロン，デキサメタゾンなど）：抗ヒスタミン薬の全身投与が無効な非感染性の皮疹の痒みに使用．効果を見つつ数日ごとに漸減．
- 抗うつ薬（ミルタザピン，パロキセチンなど）：十分なエビデンスはないが，痒みに加えて不安・不眠などがある場合に使用を検討する．
- 選択的κオピオイド受容体作動薬（ナルフラフィン）：尿毒症や肝不全による痒みに有効．

🖊 **処方例**

- ★クロルフェニラミン（ポララミン®）錠2 mg　1回1錠
  瘙痒時頓用　または　1日2〜4回定期内服
- ・ヒドロキシジン（アタラックス–P®）25 mg　0.5〜1A
  瘙痒時静注（筋注・皮下注も可）　または　1日2〜4回定期投与
- ★フェキソフェナジン（アレグラ®）錠60 mg　1回1錠　1日2回朝夕
- ・プレドニゾロン錠5 mg　1回1〜2錠　1日2回朝夕
- ・ミルタザピン（リフレックス®）錠15 mg　1回0.5錠　1日1回眠前
- ・ナルフラフィン（レミッチ®）錠2.5 μg　1回1錠　1日1回眠前

4章

症状緩和

D その他の身体症状

7. 吃逆，喉のつかえ感

吃逆（しゃっくり）

1. 非薬物療法（※いずれも有効性は十分に証明されていない）

- PaCO₂を上げる：息止め，Valsalva法，ペーパーバッグ法.
- 鼻咽頭刺激：水や酢や氷片を飲む，舌を強く引っ張る，胃管挿入.
- 横隔膜刺激：前かがみ，踵を胸に近付ける.

2. 薬物療法

- 芍薬甘草湯，柿蔕湯（シテイトウ）：効果発現は速めなので頓用でも有効.
- クロルプロマジン：血圧低下や錐体外路症状に注意.
- バクロフェン，メトクロプラミド：わずかながら有効性の報告あり.
- ミダゾラム：どうしても吃逆が止まらない場合に使用. 呼吸抑制に注意.

> **🖊 処方例**
>
> ★芍薬甘草湯 または 柿蔕湯　1回1包　1日1～3回　吃逆時頓用
> - クロルプロマジン（コントミン®）錠12.5 mg　1回1錠
>   または　クロルプロマジン（コントミン®）注10 mg/A　1回0.5A
>   1日1～4回　定期使用または頓用
> - ミダゾラム注1 mg/回　酸素投与の上，状態観察しつつ5分ごとに静注

喉の不快感

- 「喉がつかえる感じがして不快，食事が通らない」と患者が訴えるが，検査で異常が見つからない…ということは案外多く，sensation of a lump in the throat（SLT），咽喉頭異常感症，ヒステリー球などと呼ばれる.

> **🖊 処方例**
>
> - 半夏厚朴湯 1回1包　1日2～3回　食前内服

WORK

クイズで総復習！

Q1 進行がん患者に対するステロイドの使用について<u>適切でない</u>のはどれか？
⇒A．全身状態が比較的良い患者ほど食欲不振や倦怠感が改善しやすい
　　B．1日2回に分けて内服する場合は，朝と夕の2回に分ける
　　C．漸増法はステロイドの効果を長期間持続させたい場合に選択する

Q2 ステロイドの投与期間が1週間未満であっても生じる可能性が最も高い副作用はどれか？
⇒A．易感染性　　B．消化性潰瘍　　C．満月様顔貌

Q3 リンパ浮腫においては薬物療法より局所療法が重要である．
⇒○か×か？

Q4 スキンケアの原則「3保」に<u>当てはまらない</u>のはどれか？
⇒A．保護　　　B．保清　　　C．保温

Q5 進行がん患者の倦怠感への対応として，<u>適切でない</u>のはどれか？
⇒A．採血で貧血や電解質異常などの有無を確認する
　　B．リハビリはADLの改善が望めなくなった時点で中止する
　　C．ステロイド投与を数日間行う

Q6 倦怠感は痛みより改善が容易で，鎮静を必要とすることは少ない．
⇒○か×か？

Q7 終末期のがん患者が発熱した場合，あえて熱源精査を行わず，診断的治療として抗菌薬投与を行っても良い．　⇒○か×か？

Q8 腫瘍による脊髄圧迫で麻痺が生じた場合，放射線照射の時期は神経予後に影響しない．　⇒○か×か？

Q9 痒みへの対応としては，皮膚の刺激を極力避けることが重要である．
⇒○か×か？

A1 B　　**A2** B　　**A3** ○　　**A4** C　　**A5** B　　**A6** ×

A7 ○　　**A8** ×　　**A9** ○

1. せん妄

対応の原則

- せん妄とは，身体疾患や薬剤などの影響で生じる意識混濁＋精神症状（幻覚・妄想・興奮など）．　※不穏＝せん妄ではない！
① 過活動型せん妄：暴れたり騒いだりする，アクティブなせん妄
　　• 特徴：活動量増加，活動抑制の喪失，落ち着きのなさ（不穏），徘徊.
　　• 鑑別：認知症と鑑別が必要だが，併存することもある.
② 低活動型せん妄：動いたり喋ったりしなくなる，パッシブなせん妄
　　• 特徴：活動量・会話量・状況認識・行動速度の低下，倦怠感，自閉.
　　• 鑑別：うつ病や，睡眠薬・向精神薬による影響と鑑別が必要.
③ 混合型せん妄：①と②が混在し，時間帯によって切り替わる

> **POINT** せん妄リスクを把握し，予防することが何より重要.

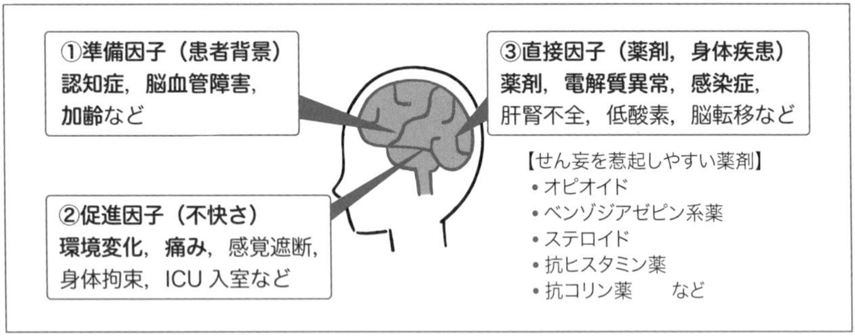

①準備因子（患者背景）
認知症，脳血管障害，
加齢など

③直接因子（薬剤，身体疾患）
薬剤，電解質異常，感染症，
肝腎不全，低酸素，脳転移など

【せん妄を惹起しやすい薬剤】
- オピオイド
- ベンゾジアゼピン系薬
- ステロイド
- 抗ヒスタミン薬
- 抗コリン薬　　など

②促進因子（不快さ）
環境変化，痛み，感覚遮断，
身体拘束，ICU入室など

図1 せん妄リスク

①準備因子：基礎疾患や年齢など，介入困難なものが多い
②促進因子：環境調整や，痛みなどの症状緩和で改善しうる
③直接因子：薬剤の変更や身体的加療など，最も介入しやすい部分

せん妄のアセスメント

- 下記①〜⑤の特徴から，せん妄と診断する（DSM-5より）.

①注意力障害および**意識障害あり**　（←認知症・うつとの違い）

②**短期間で出現，日内変動あり**　（←認知症との違い）

③**認知障害**（見当識障害，記憶欠損，幻視など）**あり**　（←うつとの違い）

④他の病態では説明できない

⑤身体的原因が存在する

> (POINT)　**厳密な診断にこだわりすぎず，柔軟に対応することが重要！**

- 簡易スクリーニング：SQiD（Single Question in Delirium）[1]
  - 患者の家族などに「現在の患者さんの様子は，普段と比べて混乱していると思いますか？」と訊いてみる．⇒YESなら，せん妄が疑わしい．

- 治療介入の要否

> (POINT)　**せん妄であっても，患者自身が苦痛を感じておらず，転倒・興奮など安全上の問題がなければ，薬物療法は行わず様子を見ても良い．**

せん妄のマネジメント

- せん妄治療の4本柱：①原因除去，②環境調整，③家族ケア，④薬物療法．

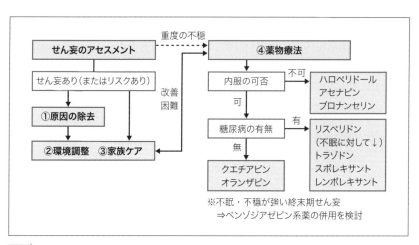

図2 せん妄の対応フローチャート

1）Sands MB, et al：Palliat Med **24**：561-565, 2010

1. 原因の検索と除去

- 直接因子となる薬剤の中止や身体疾患の治療は最も重要.
  - 問診：痛みなど症状の有無，排尿・排便状況，服薬・治療歴，既往歴.
  - 検査：血算，電解質，肝・腎機能，膀胱・直腸エコー，頭部CT・MRI.
  ⇒痛み，尿閉，便秘，薬剤性，電解質異常，感染症などは改善しやすい！
  がんや心不全などの進行によるせん妄（終末期せん妄）は改善が困難！

2. 環境調整

- まだせん妄の状態でなくても，予防のため下記のような点を常に心がける.
- 照明：昼間はカーテンを開けて部屋を明るく，夜間は薄明かりにする.
- 見当識の維持：カレンダー・時計を見える位置に置く.
- 感覚遮断の回避：眼鏡・補聴器は，日中はできるだけ装用してもらう.
- 慣れた環境に近付ける：家族との面会や電話．自宅で使っていた物を置く.
- 日中の活動性を上げる：昼以降は覚醒を促す．リハビリや手作業を行う.

3. 家族ケア

- 不穏や幻覚を呈した患者を目にしたら，患者の家族は動揺して当然.
  ⇒まずは家族に状況を説明し，懸念や疑問に答える.

〈せん妄に関する家族への説明の例〉

医療者

> **【可逆的な原因によるものの場合】**
> 身体疾患や薬剤，環境の変化などが原因で，せん妄という状態に一時的になっているようです.
> 入院患者さんにはよくみられる症状で，原因を取り除くことができれば改善すると思われます.
>
> **【不可逆的な病状悪化によるものの場合】**
> 病状の悪化によって，せん妄の状態になっています.
> なかなか会話も難しく，見ていてつらいかと思いますが，症状の変動がみられることも多いので，ご家族のことが認識できる時間帯もあるかもしれません．無理のない範囲で患者さんに付き添ってみてはいかがでしょう？

4. 薬物療法

> (POINT) 不穏や興奮が強い場合，ひとまず薬物療法で日中は落ち着かせ，
> 夜は寝てもらい，介護者・看護者の負担を減らすことも重要．
> ⇒落ち着かせつつ専門家に相談⇒原因検索・治療，多職種で対策を検討．

• 抗精神病薬：せん妄に対しては適応外だが，クエチアピン，リスペリドン，
  ハロペリドールは使用が認められている．3剤以上は併用しない！

表1 ▷ 主な抗精神病薬の比較

薬剤名	主な剤型	鎮静効果	持続時間	備考
クエチアピン	錠剤	強い	短い	糖尿病に禁忌
リスペリドン	錠剤，液剤	弱い	やや長い	
ハロペリドール	注射剤	弱い	長い	錐体外路症状が出やすい
クロルプロマジン	注射剤	強い	やや長い	錐体外路症状が出やすい 血圧低下しやすい
ブロナンセリン	貼付剤	弱い	一日中	効果発現に数日かかる

• 鎮静効果の弱い抗精神病薬には，**睡眠薬**を適宜併用．▶4章E-3(p.140)参照
• 終末期せん妄の場合は，**鎮静**を検討．▶5章-1 (p.146) 参照

🖊 処方例

【夜間せん妄（内服可能・糖尿病なし）】
★クエチアピン（セロクエル®）錠25 mg　1回0.5〜2錠　1日1回眠前
　　　　不眠時：クエチアピン　1回0.5〜2錠　1時間以上あけて1日4錠まで
【夜間せん妄（内服可能・糖尿病あり）】
★リスペリドン（リスパダール®）錠1 mg　1回0.5〜2錠　1日1回眠前
　　　　不眠時：トラゾドン25 mg　1回1〜2錠　1時間以上あけて1日4錠まで
【夜間せん妄（内服困難）】
★ハロペリドール（セレネース®）注5 mg　1回0.5A　1日1回眠前皮下注
　　　　不眠時：①ハロペリドール注5 mg　1回0.5A　1回のみ追加可
　　　　　　　　②クロルプロマジン（コントミン®）注10 mg　1回0.5A
　　　　　　　　　2時間以上あけて2回まで　（※低血圧時は使用不可）
【昼も夜もせん妄状態】　※①〜③いずれかを選択，併用は極力避ける
①リスペリドン1 mg　1回0.5錠　1日2回朝夕
②ハロペリドール注5 mg　1回0.3A　静注または皮下注　1日2回朝夕
③ブロナンセリン（ロナセン®テープ）20 mg　1回1〜2枚　1日1回貼付

2. 不安・抑うつ

対応の原則

- 不安・抑うつといった**気持ちのつらさ**（distress）は，病名告知などの直後は誰にでも起こりうる通常反応だが，日常生活に支障を生じるほど重度であったり，長い期間続いたりした場合は，専門的なケアが必要となる.

> **POINT** 専門家でない場合，まず気持ちのつらさに気付くことが重要.

1. 気持ちのつらさに気付く

- **傾聴**：患者の訴えを支持的な姿勢で聴くことが基本.
- **つらさと支障の寒暖計**：気持ちのつらさと生活への支障の程度を0 ~ 10点で測るツール.「つらさ」が4点以上,「支障」が3点以上で介入を検討.
- **Two Question Interview（PHQ-2）**：①気分が重い・憂うつ・落ち込む，②何事にも興味がもてない，という問題が，過去2週間に全くないか，数日以下であれば，うつ病は否定的.

不安・抑うつのアセスメント

〈アセスメントが不十分となっている例〉

医療者

> そんなに状態が悪くないのに症状の訴えが多くて…
> きっと**不安が強いんだ**と思います.

> 患者さんが**「もう死にたい」**って言っていたので，精神科にコンサルトしなきゃ！

> **POINT** まずは身体症状について十分なアセスメント・対応を行う.
> 痛みなどの症状が軽減するだけで不安・抑うつが改善することは多い！

- 家族や仕事の悩みなど，つらさの背景を聴き取る（雑談も大事！）.
- 上記を行った上で精神科・心療内科の専門家にコンサルトするか判断.

専門家へのコンサルト基準

　状況によっても異なるので一概には言えないが，個人的には下記のような
基準で専門家へのコンサルトを検討することにしている．
　①抗不安薬（または抗うつ薬）を一剤使用しても改善しない場合
　②統合失調症や躁うつ病などの精神疾患の既往がある場合
　③切迫した自殺企図や，自傷他害のおそれがある場合

不安・抑うつのマネジメント

1. 非薬物療法[1)]

- 家族との面会，趣味，リハビリなど，気分が安らぐケアを多職種で検討．

- **支持的精神療法**：患者の思いを批判や解釈をせず傾聴し，支持的に関わる．

- **認知行動療法**：効果が実証されているが，十分な学習・修練が必要．

2. 抗不安薬

- 発作的な強い不安に対して頓用する．

NG! 漫然と長期使用しない！

 処方例

- アルプラゾラム（ソラナックス®）0.4 mg　1回0.5 ～ 1錠　不安時頓用
- ロラゼパム（ワイパックス®）0.5 mg　1回0.5 ～ 1錠　不安時頓用
せん妄リスクが高く，ベンゾジアゼピン系の薬剤が使いにくい場合は，
- クエチアピン（セロクエル®）錠25 mg　1回0.5 ～ 1錠

3. 抗うつ薬

- 下記用量で開始し，問題なければ1 ～ 2週後に倍量に増量．⇒3 ～ 4週使
  用してみて効果がなければ中止．患者背景によっては躁転に注意！
- SSRI（エスシタロプラム）：鎮静作用が少なく，高齢者にも使いやすい．
- NaSSA（ミルタザピン）：鎮静作用があり，不眠を伴う場合に有用．

 処方例

- エスシタロプラム（レクサプロ®）10 mg　1回0.5 ～ 1錠　1日1回夕食後
- ミルタザピン（リフレックス®）15 mg　1回0.5 ～ 1錠　1日1回眠前

---

1) 日本緩和医療学会（編）：専門家を目指す人のための緩和医療学，第2版，南江堂，東京，2019

3. 不眠

不眠のアセスメント

- 以下のような項目に関して問診（＋適宜診察・検査）.

❶ 現在の睡眠状況

- 何時に寝て，何時に起きたか？　すぐに寝付けるか？　熟眠感はあるか？

　①寝付けない＝**入眠障害**

　②途中で目覚める＝**中途覚醒**

　③熟眠感がない＝**熟眠障害**

　④昼夜逆転している＝**概日リズム障害**

❷ 普段の睡眠習慣

- 普段は何時に寝て，何時に起きるか？　どれくらい眠れば十分と思うか？
- 寝る前の飲酒などの習慣はあるか？
- 不眠の既往はあるか？　睡眠薬の使用歴はあるか？

❸ 生活への支障

- 眠れないことによる苦痛はあるか？　日中の生活への影響はあるか？

❹ 不眠の原因

- 何らかの症状など理由があって眠れないのか？　特に理由はないのか？

> **POINT** まずは身体症状やせん妄を除外する！

表1 不眠の主な原因

身体的要因	・痛みなどの身体症状 ・嘔吐や発熱など病気の進行，治療の副作用
精神的要因	・せん妄，うつ病，適応障害，不安障害など
薬剤性	・ステロイド，抗うつ薬，制吐薬，利尿薬など
環境的要因	・入退院による睡眠リズムの変化 ・騒音，巡視と照明による光
心理的要因	・ストレスや不安，家族への心配など

不眠のマネジメント

1. 非薬物療法

• 睡眠衛生指導：環境的・心理的要因による不眠に特に有効.

表2 睡眠衛生指導の具体例[1]

• 適度な有酸素運動を心がける • 規則正しい食生活を心がける • 寝室の環境調整（音，光，温度などを 　快適に眠れるよう工夫）	• 就寝前の水分の摂りすぎ，飲酒・喫煙・カフェイン 　摂取は避ける • 何かの問題や今後の見通しについては，できるだけ 　日中に考える • 例えば痛みで眠れない場合，頓用の鎮痛薬を我慢せ 　ず使用する

• 認知行動療法：睡眠に対する偏った考えの修正，呼吸法の指導などを行う.

• 入眠障害への対応：眠くなってから床に就く. 就寝前の足浴・入浴.
　　　　　　　　　　　アロマなどのリラックス方法を取り入れる.

• 中途覚醒への対応：室温や寝具などの工夫で不快感を減らす.
　　　　　　　　　　　夜間の輸液や巡視などを必要最小限にする.

• 熟眠障害への対応：本人の訴えを否定せず聞き，改善策を相談する.

> **NG!** 「私が見たときは眠っていましたよ？」と訴えを否定しない！

• 概日リズム障害への対応：日中（特に昼以降）の覚醒を保つ.
　　　　　　　　　　　　　　適度なリハビリやレクリエーションなどを行う.

2. 薬物療法

> **POINT** 転倒・せん妄を生じにくい下記の薬剤がオススメ.

> **NG!** 3種類以上の睡眠薬の併用はNG！

❶ オレキシン受容体拮抗薬（スボレキサント，レンボレキサント）

• せん妄や転倒リスクなどの副作用が少ない. 睡眠薬としては第一選択.

• 効果持続時間はやや長めで，入眠障害にも中途覚醒にも有効.

❷ 抗うつ薬（※不安・抑うつを伴う不眠に特に有効）

• トラゾドン：効果も副作用も比較的マイルド. 効果持続時間は短い.

• ミルタザピン：効果持続時間が長く，抗うつ効果が高い.

---

1) 日本睡眠学会・睡眠薬使用ガイドライン作成ワーキンググループほか：睡眠薬の適正な使用と
休薬のための診療ガイドライン，2013

（右側余白）
4 章
症状緩和
E 精神症状

❸ 抗精神病薬（※せん妄を伴う不眠に特に有効）

- クエチアピン：効果持続時間が短め．糖尿病には禁忌．
- オランザピン：効果持続時間が長め．糖尿病には禁忌．制吐作用も強い．

> **⚕ 処方例**
>
> 【第一選択】
> ★レンボレキサント（デエビゴ®）錠5 mg　1回1〜2錠　1日1回眠前
> 　　不眠時：トラゾドン　1回1〜2錠　1時間以上あけて1日4錠まで
> 【高齢者の入眠障害】
> ★トラゾドン（デジレル®）錠25 mg　1回1〜4錠　1日1回眠前
> 　　不眠時：トラゾドン　1回1〜2錠　1時間以上あけて1日4錠まで
> 【入眠障害＋せん妄】
> ・クエチアピン（セロクエル®）錠25 mg　1回0.5〜2錠　1日1回眠前
> 　　不眠時：クエチアピン　1回0.5〜2錠　1時間以上あけて1日4錠まで
> 【中途覚醒（±入眠障害）＋せん妄】
> ・オランザピン（ジプレキサ®）錠2.5 mg　1回1〜2錠　1日1回眠前
> 　　不眠時：クエチアピン　1回0.5〜2錠　1時間以上あけて1日4錠まで

※熟眠障害や概日リズム障害には，まずはレンボレキサントかトラゾドンを定期使用して効果を確認する．せん妄を伴う場合はクエチアピンを選択．

❹ 条件付きで勧められる薬剤

- 抗ヒスタミン薬（ヒドロキシジンなど）：せん妄リスクが低い内服困難な患者に限って抗ヒスタミン薬を使用可．
- Z-drugs（ゾルピデム，ゾピクロン，エスゾピクロン）：効果持続時間が非常に短く，入眠障害に特化した睡眠薬．せん妄リスクには注意が必要．
- ベンゾジアゼピン系薬（ブロチゾラムなど）
  - 依存性や耐性化のリスクがあるため，なるべく使用しない．
  - すでに使用中なら中止が望ましいが，離脱症状に注意して慎重に漸減．
  - 鎮静作用が強いため，他剤ではどうしても寝ない場合は併用を検討．ただし漫然と長期使用せず，常に漸減・中止を検討する．
  - 終末期せん妄による不眠に対しては，ミダゾラムを用いた苦痛緩和のための鎮静を検討する．●5章–1 (p.146) 参照

TIPS　薬物療法のコツ

- 翌日の日中まで効果が持ち越さないよう，なるべく深夜0時までに使う．
- 中途覚醒してしまったとき睡眠薬が必要なら，効果持続時間が短いもの（トラゾドンやクエチアピン，若い患者ならZ-drugs）を選択する．
- 安易に多剤併用せず，まず1〜2種類を上限まで増量，無効時は変更する．
- 睡眠衛生指導や非薬物療法・ケアを行い，睡眠薬の使用は最小限にする．

- - - - - - - - - - - - - - - - - - - **WORK** - - - - - - - - - - - - - - - - - - -

クイズで総復習！

- -

Q1 せん妄リスクが高い患者に使用する睡眠薬として，<u>最も適切</u>なのはどれか？
⇒A．クエチアピン　B．トリアゾラム　C．ヒドロキシジン

Q2 DSM-5における，せん妄の診断基準として<u>正しくない</u>のはどれか？
⇒A．認知障害　B．興奮・不穏　C．身体的原因の存在

Q3 せん妄が生じた場合の対応として，<u>最も適切ではない</u>のはどれか？
⇒A．採血で直接因子を探り，可能であれば治療を行う
　B．患者の睡眠覚醒リズムに合わせ，昼間寝ていたら部屋は暗くする
　C．家族に何か心配していることがないか聴取する

Q4 気持ちのつらさに対する薬物療法についての記述で<u>正しい</u>のはどれか？
⇒A．まずは身体症状が十分緩和されているか検討する
　B．ベンゾジアゼピン系薬が第一選択であり長期使用も可能
　C．不安発作時には抗うつ薬を頓用できるよう処方しておく

Q5 不眠への対応として，<u>最も適切でない</u>と思われる選択肢はどれか？
⇒A．睡眠薬を使用する時間がなるべく深夜〜明け方にならないようにする
　B．中途覚醒に対しては極力薬物療法より非薬物療法で対応する
　C．各睡眠薬の副作用を低減するため，複数種類の睡眠薬を少量ずつ併用する

- -

A1 A　**A2** B　**A3** B　**A4** A　**A5** C

4
章

症
状
緩
和

E

精
神
症
状

夜間や休日でも看護師の判断で薬剤を使用できる「必要時指示」は便利ですが，周術期の患者向けの指示であったり，ずいぶん昔に作られた指示をそのまま使っていたりしないでしょうか．

　ここでは筆者なりの"お勧め必要時指示"を参考として示します．この機会に必要時指示を見直してみませんか？（※番号はお勧め順です）

【発熱時・疼痛時】 ⇒4章A-3（p.60），4章D-4（p.126）
①カロナール®500 mg　1回1錠　4時間あけて1日4回まで
②アセリオ®静注液1,000 mg　1回1本（※体重50 kg未満なら1回0.5本）
　　　15分かけて静注または皮下注　4時間あけて1日4回まで
③ロピオン®50 mg　1回1A＋生食50 mL
　　　15分かけて静注　6時間あけて1日3回まで
【咳嗽時】 ⇒4章B-2（p.90）
①アストミン®錠10 mg　1回1錠　2時間あけて1日3回まで
②1%コデインリン酸塩1回2 g 咳嗽時　2時間あけて1日6回まで
【喘鳴時】 ⇒4章B-4（p.96）
①ブスコパン®20 mg　1回1A静注または皮下注　2時間あけて1日5回まで
【悪心時】 ⇒4章C-1（p.98）
①トラベルミン®配合錠　1回1錠　4時間あけて1日3回まで
　あるいは プリンペラン®錠5 mg　1回1錠　4時間あけて1日3回まで
②プリンペラン®注10 mg　1回1A静注または皮下注　4時間あけて1日2回まで
③セレネース®注5 mg　1回0.3A静注または皮下注　2時間あけて1日3回まで
④アタラックス®-P注25 mg　1回1A＋生食50 mL
　　　15分かけて点滴静注　4時間あけて1日4回まで
【便秘時】 ⇒4章C-2（p.102）
①ラキソベロン®内用液　1回5〜15滴　1日3回まで
②テレミンソフト®坐薬10 mg　1回1個　挿肛
【不穏時】 ⇒4章E-1（p.134）
①リスパダール®1 mg　1回0.5錠　2時間あけて1日4回まで
②セレネース®注5 mg　1回0.3A静注または皮下注　1日3回まで
【不安時】 ⇒4章E-2（p.138）
①ソラナックス®0.4 mg　1回0.5〜1錠　4時間あけて1日3回まで
【不眠時】 ⇒4章E-3（p.140）
①デジレル®25 mg　1回1〜2錠　1時間あけて1日（合計）4錠まで
②セロクエル®25 mg　1回0.5〜2錠　1時間あけて1日（合計）4錠まで
③セレネース®注5 mg　1回0.5A静注または皮下注　1日2回まで

5章　終末期ケア

↑
連携 web サイトは
こちらから

1. 苦痛緩和のための鎮静

苦痛緩和のための鎮静の概要

> **(POINT)** 苦痛緩和のための鎮静とは，治療抵抗性の苦痛を緩和すること
> を目的として，鎮静薬を投与すること[1].

- 治療抵抗性の苦痛：患者が利用できる緩和ケアを十分に行っても患者の満足する程度に緩和することができないと考えられる苦痛.
- 鎮静薬：ミダゾラムなどのベンゾジアゼピン系薬，またはフェノバルビタールの注射薬および坐剤を指す（オピオイドや抗精神病薬は含まない）.

> **(POINT)** 大前提：鎮静と安楽死は，目的などが大きく異なる！（表1）

表1 鎮静と安楽死の違い

	鎮静	安楽死
目的	苦痛の緩和	患者の死亡
方法	苦痛が緩和される最小限の鎮静薬投与	致死量の薬物投与
望ましくない結果	患者の死亡	患者の生存

- 鎮静の有無で，生存日数に有意な影響はない[2].
- 苦痛緩和のための鎮静が医学的・倫理的・法的に許容されるには，以下のプロセスを正しく実施する必要がある.

鎮静実施のプロセス

STEP-1 ▶ 鎮静の倫理的妥当性を検討

- 条件：①苦痛緩和のための選択肢の中で，鎮静が相対的に最善と判断される
  ②目的は生命予後短縮ではなく，耐え難い苦痛を緩和することである
  ③患者（家族）が鎮静を希望している
  ④医療チーム内の合意がある　　⇒①～④**すべて**を満たすこと！

---

1) がん患者の治療抵抗性の苦痛と鎮静に関する基本的な考え方の手引き 2023年版
2) Morita T, et al：J Pain Symptom Manage **30**：320-328, 2005

- 「苦痛緩和のためには鎮静が最善」と判断するには，**生命予後が日〜週単位**と予測されることも大事な要件．ただし当初の予測より予後が改善するなど，状況が変わることもある．⇒**鎮静の妥当性はなるべく毎日再検討！**

TIPS　身の置き所のない様子

　患者の病状が悪化すると，苦しそうな様子で横になったり起き上がったり，体の向きを変えてほしいと頻繁に要求したりすることがあるが，これを「身の置き所のない様子」と呼ぶ．おそらく終末期の強い倦怠感やせん妄が原因とみられ，速やかに鎮静を検討する必要がある．

STEP-2　鎮静薬の投与方法を決める

表2　鎮静薬の投与方法

間欠的鎮静		一時的に意識を低下させた後，鎮静薬を中止して，意識低下のない時間を確保しようとする鎮静 ※治療抵抗性の苦痛を伴わない不眠に対する夜間のみの鎮静薬使用は，鎮静に含まない（眠剤と考える）
持続的鎮静	調節型鎮静	苦痛緩和を目的に鎮静薬を少量から調節して投与すること（意識レベルの低下は"結果"）
	持続的深い鎮静	中止時期は予め定めずに，深い鎮静状態にすること（意識レベルの低下が"目的"）

- まずは，**間欠的鎮静or調節型鎮静**を検討する．
- 下記の場合は，**持続的深い鎮静**を検討．

　①上記が無効or無効だと予測される，②予後日〜時間単位と切迫している．

STEP-3　使う薬剤や投与量を検討

POINT　苦痛緩和のための鎮静の場合は，ミダゾラムの持続皮下注が第一選択．

- 長所：呼吸・循環抑制が少なく，調節性が良い．皮下投与が可能．
- 短所：長期使用すると耐性化により効果が減弱する．高齢，肥満，腎不全，肝不全，低Alb血症の患者は効果が遷延・増強する．
- **開始量の目安は0.5 mg/時**．高齢であったり全身状態が不良であったりする場合はもっと少なめで開始．比較的若年であれば多めで開始．
- 鎮静の目的を達成していなければ増量していく．**投与上限は5 mg/時**．

- ミダゾラム注10 mg2A　0.2 mL早送り→0.1 mL/時　で持続皮下注開始
  不眠時，呼吸回数10回/分以上 かつ 舌根沈下がなければ
    ①1時間量早送り
    ②30分以上あけて効果なければ①を反復
    ＋0.1 mL/時ずつ流量アップを検討，上限0.5 mL/時まで
- 20時開始，翌朝6時に終了

- ミダゾラム注10 mg5A　0.1 mL早送り→0.05 mL/時 で持続皮下注開始
  鎮静不十分の場合，呼吸回数10回/分以上 かつ 舌根沈下がなければ
    ①1時間量早送り
    ②30分以上あけて効果なければ①を反復
    ＋0.05 mL/時ずつ流量アップを検討，上限0.5 mL/時まで

- ミダゾラム注10 mg5A　0.4 mL早送り→0.2 mL/時で持続皮下注開始
  鎮静不十分の場合，呼吸回数10回/分以上 かつ 舌根沈下がなければ
    ①1時間量早送り
    ②30分以上あけて効果なければ①を反復
    ＋0.1 mL/時ずつ流量アップを検討，上限1.0 mL/時まで

- ミダゾラム以外だと，ジアゼパムは持続投与が困難などの難点あり.
- フェノバルビタールは安定した鎮静作用が得られるが調節性が悪い.
- プロポフォールやデクスメデトミジンは原則，ICUでしか使用できない.
- ヒドロキシジンやハロペリドールは鎮静薬ではないが，状況によって使用.

> **NG!** せん妄リスクや鎮静開始の遅れの原因になりうることから，オピオイドを鎮静目的に使用することは推奨しない.

表3 ミダゾラム以外の鎮静に用いる薬剤

薬剤	鎮静効果	持続投与	呼吸抑制	循環抑制	せん妄リスク
ジアゼパム	＋＋	不可	＋	＋	＋
フェノバルビタール	＋＋＋	可	＋	＋	＋
ヒドロキシジン	＋＋	不可	－	－	＋＋
ハロペリドール	＋	可	－	±	－

STEP-4 患者や家族と話し合う

- 一方的な説明に終始せず，傾聴・対話を重視する．

> **(POINT)** 話した内容は必ずカルテ記載する！　あるいは施設ごとに，下記の説明すべき項目を含んだ説明文書などを作成しても良い．

表4 鎮静に関して説明すべき項目

①病状：現在の状況，今後予測される経過と予後
②苦痛：鎮静以外の方法で緩和困難な苦痛があること
③鎮静の目的：苦痛緩和が目的で，死期を早めるものではない
④鎮静の方法：使う薬剤，投与方法，間欠的or持続的
⑤鎮静の影響：意思疎通や経口摂取への影響，苦痛への効果
⑥鎮静中のケア：苦痛緩和のためのケアは継続して行う
⑦鎮静を行わない場合：他の選択肢と，その場合どうなるかの予測
⑧鎮静中止について：相談の上，鎮静は中止することもできる

STEP-5 鎮静の効果や副作用の評価

1. 鎮静の評価

- 鎮静の効果は，①苦痛の程度 と ②意識レベル で評価する．

> **(POINT)** **STEP-2** で決めた鎮静の目的を達成しているか評価しつつ調整．

- 間欠的鎮静：眠らせることが目的＝②を指標に，眠るまで積極的に増量．
- 調節型鎮静：苦痛緩和が目的＝①を指標に，眠っていなくても，苦痛さえ改善しているならそれ以上の増量は不要．

❶ 苦痛の評価尺度

- Face Scale（FS）：表情から苦痛の程度を判断する．主観的だが簡便．
- Support Team Assessment Schedule 日本語版（STAS-J）：**表5**参照．

表5 STAS-J症状版[3]

症状が患者に及ぼす影響
0＝なし
1＝時折，断続的，患者は今以上の治療を必要としない
2＝時に悪い日もあり，日常生活動作に支障をきたすことがある
3＝しばしばひどい症状があり，日常生活動作や集中力に著しく支障をきたす
4＝ひどい症状が持続的にある

3）〔http://plaza.umin.ac.jp/stas/stas-j-s.pdf〕（2023年9月8日閲覧）（※一部改変）

❷ 意識レベルの評価尺度

- Japan Coma Scale（JCS）：簡便で馴染みのある指標.
- Glasgow Coma Scale（GCS）：E（開眼）・V（発語）・M（運動機能）で評価.
- Richmond Agitation Sedation Scale（RASS）：挿管などの侵襲下にある患者の鎮静の評価指標.緩和的鎮静の評価にも応用できる（**表1**参照）.

表1 RASS[4]

スコア	用語	説明
＋4	好戦的	周囲に対する差し迫った危険
＋3	非常に興奮	自己抜去の危険性高い
＋2	興奮	非意図的な行動 人工呼吸中のファイティング（+）
＋1	落ち着きない	落ち着きないが攻撃性はない
0	意識清明	
−1	傾眠	呼びかけると10秒以上のアイコンタクト可能
−2	軽い鎮静	呼びかけると10秒未満のアイコンタクト可能
−3	中等度鎮静	呼びかけで動きor開眼のみあり
−4	重度鎮静	身体刺激で動きor開眼のみあり
−5	昏睡	身体刺激にも無反応

【手順】
① 30秒間，患者を観察
② 呼名・開眼を指示
③ 10秒以上アイコンタクトがとれなければ呼名を繰り返す
④ 動きがなければ肩をゆする
（※③④は必須ではない）

調節型鎮静であれば，RASS−1〜−3を初期目標とする

深い鎮静はRASS−4〜−5が目標

2. 副作用（呼吸抑制）の評価

- 鎮静薬（ミダゾラム）の副作用で最も気を付けるべきは呼吸抑制だが，どのような呼吸抑制が起こりやすいか知っておくと良い.
  ① 末梢性呼吸抑制（ミダゾラムなどベンゾジアゼピン系薬で特に多い）
  - **舌根沈下**⇒吸気時喘鳴，いびき様呼吸，奇異性呼吸
    ※舌根沈下は軽い刺激や側臥位にするだけでも改善することがある
  ② 中枢性呼吸抑制（オピオイド鎮痛薬で特に多い）
  - **徐呼吸**（＝呼吸回数<10回/分），**無呼吸**（10秒以上あると異常）

> **（POINT）** 鎮静中はSpO$_2$だけでなく，異常呼吸・徐呼吸・無呼吸の有無も観察する.

4）〔http://plaza.umin.ac.jp/GHDNet/yc01-2.pdf〕（2023年9月8日閲覧）（※一部改変）

> **Column** 鎮静のコツと心構え
>
> 　鎮静は「症状緩和の最終手段」と言っても過言ではありません．患者や家族も覚悟をもって鎮静に同意するはずですが，鎮静を始めても眠れなかったり苦痛がとれなかったりしたら…患者や家族は大いに失望し，絶望してしまうかもしれません．
>
> 　そのため鎮静を開始したら，**しっかり眠るか苦痛が改善するまで，速やかに用量調整を行っていく必要があります**．
>
> 　ただ医療者としては，鎮静薬を増量したり早送りしたりすると呼吸抑制などの副作用が生じるのではないか？　という気持ちがハードルになることもあります．しかし**「副作用が怖いから何もしないでおこう」はNGで，少しずつでも増量し，こまめに評価を行うのが望ましい対応**かと思います．
>
> 　具体的には，以下のようなコツを意識して調整してみましょう．
>
> ①早送り：遅くとも1時間以内に効果や副作用は現れるので，30分〜1時間ごとに評価　⇒効果がなければ繰り返す
>
> ②ベースアップ：苦痛が改善するまで積極的に流量を上げる（早送りしてからベースアップすると，増量の効果が出るまでの時間を短縮できる）
>
> 　手間もストレスもかかりますが，鎮静を決意した患者や家族の気持ちに応えるため，医療者も慎重かつ積極的に鎮静に臨みましょう．

STEP-6　鎮静中の患者・家族のケア

1. 患者のケア

- 意識レベルによっては鎮静中でも飲食を許可して良いが，誤嚥・窒息のリスクがあることは患者や家族に説明しておく必要がある．
- 輸液・栄養，薬剤（特にステロイドなど）は有益性がなければ減量・中止．
- 体位交換や除圧，吸引，ベッドサイドモニタ…当たり前と思われる処置が患者にとっては苦痛となる可能性もある．改めて必要性を見直す．
- 鎮静中でも，起きているときと同じように丁寧に接する．

> **NG!** 鎮静中であっても，ベッドサイドで配慮に欠ける会話はしない！

2. 家族のケア

- 患者本人と話せない状況が続けば，家族の気持ちが揺れ動くことも多い．
  ⇒こまめに声がけし，疑問や不安，希望の変化などがないか確認する．
- 患者に触れる，マッサージする，口を湿らせるなどケアへの参加を促す．

2. 終末期の輸液（栄養）

終末期の輸液の概要

- 終末期の輸液は必ずしも患者にメリットをもたらさず，かえって害をもたらすことも多い．一方，終末期でも輸液がメリットをもたらすこともある．

> POINT　輸液すべきか否かは一律に判断せず，症例ごとに検討する！

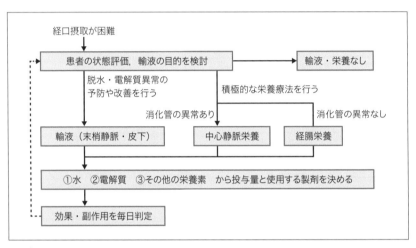

図1　終末期の輸液・栄養フローチャート

表1　輸液のメリット・デメリットの判定[1]

輸液によるメリットが期待される状況
- 生命予後が少なくとも月単位以上と予測される
- PS1〜2と比較的良好だが，消化管閉塞などのため経口摂取が困難
- 脱水がみられる
- せん妄がみられる（※終末期の不可逆的なせん妄を除く）

輸液によるメリットが期待できない/デメリットが生じうる状況
- 生命予後が週単位以下と予測される
- PS3〜4と不良で，消化管閉塞以外の原因のために経口摂取が困難
- 胸水，腹水，浮腫，気道分泌亢進などによる苦痛がすでにみられる
- 口渇がみられる（輸液による改善は見込めない）

1) 日本緩和医療学会　緩和医療ガイドライン委員会（編）：終末期がん患者の輸液療法に関するガイドライン（2013年版），金原出版，東京，2013

終末期の輸液の実践

STEP-1 ▶ 患者の状態評価（アセスメント）

• 重要なチェックポイントは以下の通り.

①消化管の異常（腸炎, 腸閉塞など）⇒栄養投与経路の判断材料

②体液貯留症状（浮腫・胸腹水・気道分泌亢進）⇒輸液で増悪しうる

③採血結果（脱水・電解質異常・血糖異常）⇒あれば補正を検討

④予後予測 ⇒表1を参考に, 輸液の是非を判断する

STEP-2 ▶ 輸液の目的

（POINT）漫然と輸液を行わないよう, 表2のような目的を明確にする.

表2 ▷ 輸液の目的の例

• 脱水などによる症状やQOLの改善を目指す
• 生命予後の維持に最低限必要な水・電解質を補う
• 長期の生命予後を見込んで積極的な栄養管理を行う
• 薬剤の投与経路を確保する

• もし輸液によるメリットがデメリットを上回らない場合は, あえて輸液を行わないのも選択肢. ただし,「せめて点滴だけでもしてください!」と患者や家族が希望することもよくある.

（POINT）輸液をしない・中止すると判断するときは, 患者や家族と十分なコミュニケーションをとった方が良い.

• まずは患者や家族が希望することを共感的・支持的に傾聴し, そう希望する理由を探索する. それから, 患者の状況, 輸液を行うこと/行わないことのメリットとデメリット, 専門家としての推奨などを説明する.

TIPS 患者・家族がどうしても点滴を希望する場合

患者への侵襲が最小限となるよう, 生食または1号液100～250 mL/日を皮下輸液する（静脈路確保が困難でなければ静注でも可）.
⇒それでも気道分泌亢進や浮腫の悪化などがみられたら, 改めて輸液の害を説明し, 輸液中止について話し合う.

栄養投与経路の検討

> POINT それぞれにメリット・デメリットがあるが，終末期には最も侵襲が
> 少ない皮下輸液が有用.

表3 各投与経路の比較

投与経路		メリット	デメリット
経腸栄養	経鼻法	消化管機能を維持できる 管理が比較的簡便	挿入・留置の苦痛が強い 長期留置は困難
	経瘻孔法	消化管機能を維持できる 管理が比較的簡便 長期留置が可能	瘻孔造設手技は侵襲的
経静脈栄養 （輸液）	末梢静脈栄養	穿刺が簡便 管理が比較的簡便	静脈路確保が時折困難 積極的な栄養管理は困難
	中心静脈栄養	長期に安定して静脈路が確保で きる	カテ挿入手技は侵襲的 管理がやや煩雑
皮下輸液		最も侵襲が少ない 管理も簡便	積極的な栄養管理は困難（ほぼ 水・電解質のみ）

TIPS　皮下輸液のコツ

- 留置針を皮下に刺して輸液を行う．穿刺部位は前胸部を勧める．
- 投与量は60 mL/時以下，500 mL/日以下が無難．
- 浸透圧比が1に近い輸液製剤が投与可能（**表4**参照）．

●コラム（p.58）も参照

STEP-4 投与量と製剤選択

1. 投与（水分）量

- 年齢やPerformance States（PS），全身状態に応じて投与量を検討する.
- 投与量の目安：予後1か月以上，PS 1〜2　⇒500〜1,500 mL/日
  予後週単位以下，PS 3〜4　⇒500 mL/日以下
  予後週単位以下，体液貯留症状あり　⇒輸液は行わない

2. 電解質

> NG! 電解質を考慮せず3号液や高カロリー輸液を投与すると，低Na血
> 症・高K血症を助長しうる．⇒必ず電解質を確認して輸液製剤を選択！

表4 各輸液製剤が含有する電解質

	Na	K	皮下投与
生理食塩液	多い	なし	可
乳酸/酢酸リンゲル液 　例）ラクテック®, ソルアセト®など	多い	少ない	可
糖加リンゲル液 　例）ラクテック®D, ソルアセト®Dなど	多い	少ない	不可
5％ブドウ糖液	なし	なし	可
1号液	中等量	なし	可
3号液	少ない	多い	可
ビタミン含有末梢輸液 　例）ビーフリード®	少ない	多い	不可
高カロリー輸液	少ない	多い	不可

ろ. その他の栄養素

> (POINT) 予後週単位以下となったら, 「過剰な栄養（エネルギー）を投与
> しない」方針にシフトする.

- 過剰な栄養の投与（overfeeding）はかえって全身状態を悪化させうる.

STEP-5 効果・副作用の評価

STEP-2 で設定した目的に沿って, 効果や副作用を定期的に評価する.

> (NG!) 評価もせず, 漫然と輸液を続けてはいけない！

- 問診：輸液・栄養開始前との自覚症状の変化を確認.
- 身体所見：**気道・呼吸の状態（痰が増えていないか）, 浮腫の有無, 腹部
膨隆や緊満感の有無**を, 輸液中は診察のたびに確認する.
- 検査：積極的な栄養管理目的なら, 栄養指標（体重, BMI, Alb, トラン
スサイレチンなど）を. 補正目的なら, 電解質, 血糖などを測定.

省エネモード

　病状の進行が緩やかな高齢患者によくみられるが, わずかな水分・摂取カ
ロリーでも長期にわたって全身状態が悪化しない症例を時々経験する.
　そういう状態を筆者は「省エネモード」と表現しているが, つくづく人体
というものは医学的な常識だけでは計り知れないものである.

5
章

終
末
期
ケ
ア

3. 予後予測・看取り

予後予測の概要

- どんな病気であれ，人の死のタイミングを正確に予測することは難しい．
  それでも予後予測を行うことには，以下のような意義がある．
  - ①医療者にとっては，治療方針決定の指標となる
    - ⇒適切な治療方針や療養場所の検討を行うために重要．
  - ②患者や家族にとっては，先の見通しを立てるための参考となる
    - ⇒心の準備，気がかりなことの整理などをするために必要．

> **POINT** 主治医の主観的な予後予測は，実際の予後より長くなりがち！
> 以下のような客観的な指標も参考にして，総合的に予後を予測する．

  - ①年～月単位の予後予測：疾患ごとの予後指標（生存期間中央値など）
  - ②月～週単位の予後予測：予後予測ツール
  - ③週～日単位の予後予測：死亡前徴候

予後予測ツール

> **POINT** 各種ツールの妥当性は証明されているが，予測できるのは「ある
> 期間内に亡くなる確率」であって，確実なものではない．⇒予後予測はあ
> くまで参考であることを医療者も患者・家族もよく認識する必要がある．

1. Palliative Prognostic Index（PPI）（表1）

- 検査を行わなくても臨床症状だけで評価できるため，医師以外でも評価が
  可能．そのぶん予測精度は約7～8割程度と他のツールよりやや劣る．

2. PiPS-A, PiPS-B

- 専用Webサイト[1]でデータを入力すると自動で判定される．
- 評価項目が多いが高精度．採血が不要なPiPS-Aと，必要なPiPS-Bがある．

---

1) ［https://www.ucl.ac.uk/psychiatry/research/marie-curie-palliative-care-research-department/research/pips-prognosticator］（2023年9月8日閲覧）

表1 PPI

PPIの計算方法
- PPS：10～20（常に臥床＋経口摂取量が数口以下）＝4点
　　　　30～50（ほぼ臥床がちで，どんな活動も困難）＝2.5点
　　　　60～100（一日の大半ベッドから離れて過ごせる）＝0点
- 食事量：数口以下＝2.5点　減少＝1点　正常＝0点
- 浮腫：あり＝1点　なし＝0点
- 安静時呼吸困難：あり＝3.5点　なし＝0点
- せん妄（薬剤性を除く）：あり＝4点　なし＝0点

解釈
- 6.5点以上＝生命予後21日以下（週単位）の可能性
- 3.5点以下＝生命予後42日以上（月単位）の可能性

PPS=Palliative Performance Scale

死亡前徴候[2)]

①**早期死亡前徴候**：一言でいうと…「衰弱による著しいADL低下」
- 寝床から起き上がれない，飲水も困難，意識レベルの低下・せん妄.
- 予後数日～数週間の患者で高頻度にみられるが，特異度は低い.

> **POINT** 病状説明，急変時対応（DNARなど）の確認が必要というサイン.

②**晩期死亡前徴候**：一言でいうと…「ABCの異常所見」
- Airway＝気道：死前喘鳴

　Breathing＝呼吸：無呼吸，下顎呼吸（非常に浅い徐呼吸）

　Circulation＝循環：末梢冷感・チアノーゼ，橈骨動脈の拍動触知困難
- 比較的頻度は低いが，現れたら予後数日以内の可能性が高い所見.

> **POINT** できるだけ近親者の来院・付き添いを促す時期だというサイン.

③**死亡直前のバイタル変化**
- 急性の変化がない場合は一般的に下図のような経過を辿る.

呼吸：頻呼吸→努力呼吸→**下顎呼吸・頻回の無呼吸**→呼吸停止

> 予後 数時間以内の可能性 ➡家族に連絡！

循環：正常血圧/頻脈→低血圧/頻脈→**低血圧/徐脈**→心停止

図1 死亡直前の呼吸・循環の変化

どのくらいの時間で変化していくかは症例によって様々.

2）Hui D, et al：Oncologist **19**：681-687, 2014

予後予測の伝え方

1. いつ伝えるか？

- 病状の大きな変化や進行が認められるとき，または患者や家族から予後について尋ねられたとき．

> POINT 答えるだけでなく，できれば予後を知りたい理由を探索．

〈患者から予後予測を尋ねられたときの会話例〉

患者

> 私の命はあとどのくらいですか？

> 正確な期間はわかりませんが，今後予想できる体の変化などについてはご説明できます．
> もし何か大事な予定があるとか，気がかりなことが具体的にあるなら教えて頂けますか？

医療者

2. どう伝えるか？

- まずは患者や家族の現状認識を確認する．
- 期間に幅をもたせた伝え方をしても良いが，なるべくわかりやすく伝える．

> NG! 「いつ何が起きてもおかしくありません」と伝えたり，「あと〇か月でしょう」と予測される期間だけを伝えるのでは不十分！

> POINT その期間に何をすれば良いのか，一緒に考えることが大事．

〈患者の家族に生命予後がわずかだと伝えるときの会話例〉

医療者

> 今の病状についてお話ししようと思うのですが，ご家族から見て最近のご様子はいかがですか？

家族

> 随分弱りましたね…食事も入らないようです．

> そうですね．内服薬も飲めなくなってきたので，最期の時が近いかもしれません．
> 来月まで持ちこたえる可能性もありはしますが，早ければ数日中に会話ができなくなり，そのまま亡くなるかもしれません．
> まだ話せるうちに，本人のために何かできることがないか一緒に考えてみませんか？

医療者

看取り

- 患者が亡くなる際に，医療者がすべきことは…

①患者死亡時の手続き：死亡確認・カルテ記載，死亡診断書の作成など

②家族への配慮・グリーフケア：支持的な接し方，エンゼルケアなど

> **POINT** 主治医ではない医師が看取りをする場合，下記の8ステップに沿って①②を行う．最低限，悪い印象をもたれなければ十分．

> **POINT** 主治医が看取りを行う場合は，最低限のポイントに加えて，自分なりの言葉や行動で家族のケアを心がける．

【看取りのときの8ステップ】

1) **準備**：身なりを整える，**聴診器・ペンライト・時計**を準備（※PHSや携帯電話で死亡時刻の確認をすると反感を買うことがあるので注意）

2) **病歴**：医師はカルテを確認するか看護師に尋ねるなどして病歴を確認しておく．主治医以外が死亡確認を行う場合は看護師が簡潔に病歴を伝える

3) **家族**：急いで死亡確認する必要はないので，家族の感情が落ち着くまで少し待ってから確認しても良い．もし数十分以内に到着する家族がいれば，到着を待ってから死亡確認を行う

4) **態度**：ベッドサイドでは，落ち着いた丁寧な態度を心がける

5) **診察**：①呼吸停止 ②心停止 ③瞳孔散大・対光反射の消失　の三徴を確認し，死亡確認した時刻を家族に伝える（※反応がなくても声をかけながら丁寧に診察）

> **POINT** 死亡確認のために心電図などのモニタは必須ではない．施設や病棟ごとに，終末期のモニタの要否についてはよく話し合おう．

5章 終末期ケア

6) 労い：付き添いや急遽駆けつけたことへの労いを家族に伝える

7) 手続：カルテに死亡時刻を記載し，死亡診断書を作成する

8) 死後のケア：エンゼルメイク，カテーテル類の抜去などを行う．家族に
メイクや着替え，整髪などを一緒に行ってもらっても良い

「緩和ケアってつらくないですか？」～医学生とのＱ＆Ａ

　私は前職が大学病院勤務だったこともあり，今まで多くの医学生の方々と
話す機会がありました．そういうときは自分が一方的に喋るだけでなく，な
るべく多くの質問に答えるようにしているのですが，かなり鋭い質問を投げ
かけられることも多々あります．ここでは，そんなやり取りの中で心に残っ
ているものをQ&A形式で紹介したいと思います．

**Q「私は患者さんに感情移入しすぎてしまうのですが，そういう人間は緩和
ケアには向いていないんじゃないでしょうか？」**

　⇒Ａ：感情移入できるということは相手の気持ちを親身になって想像でき
るということなので，むしろ緩和ケアに向いていると思います．想像力は優
しさにつながるので，是非そのまま大事にしてください．ただ，感情移入し
すぎて自分の心身の健康を損なうようなことは避けなくてはいけません．患
者さんの気持ちを想像して親身に接することと，十分な休息をとったりプラ
イベートを楽しんだりして"自分らしさ"を保つことは両立できるはずなの
で，患者さんも自分も両方大事にしてほしいと思います．

**Q「たくさん人の死を経験すると，慣れてしまいませんか？　冷静に対処で
きる自分に気付いたら，自己嫌悪に陥ってしまいそうです…．」**

　⇒Ａ：何事も，経験が増えれば多少なりとも慣れてしまうことは避けられ
ません．ただ，そうやって冷静に対処できるようになった自分を，否定した
り後ろめたく思ったりしなくても良いと思います．「こうあるべき」という思
い込みは，自分を追い込んでしまうだけです．人の死を冷静に捉えられるよ
うになったとしても，患者さんに真摯に向き合ってベストを尽くすことはで
きるはずですし，冷静でいることのメリットもあるはずですから，自分の変
化を否定せず受け容れれば良いのではないかと思います．

**Q「緩和ケアってつらくないですか？　興味はあるんですが，たくさん人が
亡くなるのを見ることに耐えられる自信がありません…」**

　⇒Ａ：自分の関わった患者さんが亡くなるのは，もちろんつらいです．い
くら「早期からの緩和ケア」と言っても，やはり緩和ケア医をやっている
と，人の死に関わることが多くなるのも事実です．ただ，患者さんの最期を
看取ることはつらいばかりではありません．心温まるようなことも，救われ
るようなことも，学ぶことも沢山あります．

　別れが多いということは，同じ数だけ出会っているということでもありま
す．大事なのは，自分も患者さんも，お互い「出会えてよかった」と思える
ような関わり方をしていくことかなと思います．

索　引

著者紹介

鳥崎 哲平 （とりさき てっぺい）

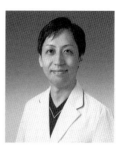

【略歴】
- 2012年 佐賀大学医学部医学科卒業
- 2012年 国立病院機構佐賀病院 初期研修医
- 2014年 熊本大学医学部附属病院 麻酔科
- 2015年 熊本労災病院 麻酔科
- 2016年 熊本大学医学部附属病院 緩和ケアセンター 特任助教
  - 佐賀県医療センター好生館緩和ケア科,
  - 飯塚病院連携医療・緩和ケア科への出向を経て
- 2020年 熊本大学病院 麻酔科・緩和ケアチーム 特任助教
- 2021年 大腸肛門病センター高野病院 緩和ケア科 科長
  - 現在に至る

【資格】
- ・日本緩和医療学会 専門医
- ・日本麻酔科学会 麻酔科認定医・専門医
- ・日本臨床倫理学会 臨床倫理認定士

緩和ケア 即戦力ノート—あなたにもできる、やさしい緩和ケア

2023年10月30日　発行

著　者 鳥崎哲平
発行者 小立健太
発行所 株式会社 南 江 堂
〒113-8410　東京都文京区本郷三丁目42番6号
☎(出版)03-3811-7198　(営業)03-3811-7239
ホームページ https://www.nankodo.co.jp/
印刷・製本 小宮山印刷工業
組版 葛巻知世(Amazing Cloud Inc.)

The Work-Ready Notebook about Palliative Care
© Nankodo Co., Ltd., 2023

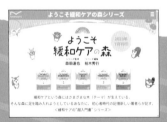